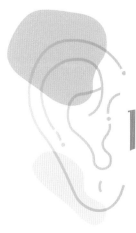

听医生说 干眼

主　　编　任胜卫

副 主 编　赵东卿　魏静静

编　　委（按姓氏笔画排序）

任胜卫　何绪琦　张　怡

张湢尘　张婉玉　赵　多

赵东卿　耿若君　顾丽哲

翟耀华　魏静静

哪些人容易患干眼？

干眼有什么危害？

什么是干眼？

干眼应该如何治疗？

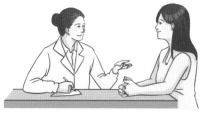

人民卫生出版社

·北　京·

图书在版编目（CIP）数据

听医生说干眼 / 任胜卫主编 . — 北京：人民卫生
出版社，2024.1
　ISBN 978-7-117-35996-2

　Ⅰ.①听…　Ⅱ.①任…　Ⅲ.①干眼病 – 防治　Ⅳ.
①R591.41

中国国家版本馆 CIP 数据核字（2024）第 020585 号

人卫智网	www.ipmph.com	医学教育、学术、考试、健康， 购书智慧智能综合服务平台
人卫官网	www.pmph.com	人卫官方资讯发布平台

听医生说干眼

Ting Yisheng Shuo Ganyan

主　　编：任胜卫
出版发行：人民卫生出版社（中继线 010-59780011）
地　　址：北京市朝阳区潘家园南里 19 号
邮　　编：100021
E - mail：pmph @ pmph.com
购书热线：010-59787592　010-59787584　010-65264830
印　　刷：北京顶佳世纪印刷有限公司
经　　销：新华书店
开　　本：710×1000　1/16　印张：8
字　　数：119 千字
版　　次：2024 年 1 月第 1 版
印　　次：2024 年 2 月第 1 次印刷
标准书号：ISBN 978-7-117-35996-2
定　　价：55.00 元
打击盗版举报电话：010-59787491　E-mail：WQ @ pmph.com
质量问题联系电话：010-59787234　E-mail：zhiliang @ pmph.com
数字融合服务电话：4001118166　E-mail：zengzhi @ pmph.com

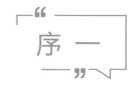

序 一

据不完全统计，我国干眼患病率高达 30%。我国有 1.17 亿糖尿病患者，约 50% 的糖尿病患者患有干眼，干眼不仅影响患者的生活质量，而且已经成为影响我国全民健康的重大社会问题之一。干眼引发的问题在眼科学界已引起越来越多的重视。

因为干眼的患病群体数量庞大，在疾病开始阶段主要症状并不突出，又不会直接致盲，所以患者普遍认为该病并不严重。但是随着病程延长，眼表干燥、烧灼及疼痛等症状愈加严重，特别是角膜感染、视物模糊和角膜上皮剥脱等并发症，将会严重影响患者的生活质量。

我国眼科医生对干眼的认识水平正在逐步加深，近几年的研究取得了长足进步，在病因、发病机制及靶向药物治疗等方面均呈现出创新性发展态势，眼科学会的各个分会相继成立专业学组，针对干眼的学术研究呈现百家争鸣、百花齐放的景象。任胜卫教授和他的团队创作的这本科普图书《听医生说干眼》，从医生的角度，用通俗的语言、精美的插画向公众讲解干眼相关知识，帮助公众了解、熟悉干眼的相关治疗方法，做好居家和院内管理，最终成为一名合格的干眼自我管理者。

年轻人的勤奋和创新值得我学习，我看到同道和学生的丰硕成果感到由衷的高兴和欣慰，写序以示志贺！

中国工程院院士

山东第一医科大学终身教授

山东第一医科大学附属青岛眼科医院院长

谢立信

2023 年 11 月

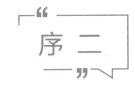

我国干眼的患病人数已达到 3 亿以上，目前还在逐年增长。如何使干眼患者了解此类疾病，从而更好地就诊、进行自我预防与慢病管理就显得十分重要，大众迫切需要一本讲述干眼相关知识的科普书籍。

任胜卫教授从事眼表专业研究 10 余年，始终坚韧刻苦、砥砺前行，他时刻关注国内外最新的科研成果，并对此进行深入思考，在很多方面提出了自己的独到见解。这次很高兴看到任胜卫教授和他的团队创作的《听医生说干眼》一书。

这是一本很好的干眼科普书，它以问答的形式阐述了干眼是什么、哪些人容易患干眼、干眼有哪些危害、干眼能不能治好等患者十分关心的问题。书中的语言通俗易懂，插画生动活泼，同时还有妙趣横生的科普小课堂、贴心的小提示以及小测试，使专业的医学知识充满了趣味性，便于公众理解和掌握。

我很高兴向大家推荐此书。

厦门大学眼科研究所所长
南华大学附属第一医院院长
亚洲干眼学会前主席、中国分会主席
2002 年教育部长江学者特聘教授
刘祖国
2023 年 11 月

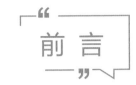

前 言

　　随着社会的不断发展，我们的生活习惯和工作方式随之发生了巨大改变，干眼发病率日趋上升。干眼引起的不适给患者的日常生活和工作带来了严重影响，降低了患者的生活质量。干眼是一种慢性疾病，需要长期就医，这也给患者带来了沉重的经济负担。疾病若得不到及时有效的治疗，病情可能逐渐加重或反复，长此以往会对患者的心理健康产生严重影响。

　　然而，目前公众对于干眼还不够了解和重视，应该如何帮助干眼患者呢？作为一名眼科医生，在临床工作中经常遇到一些饱受干眼困扰的患者，由于时间关系，我无法面面俱到地回答患者提出的每一个问题，解答他们的每一个疑惑，这种遗憾让我和我的团队不禁思考是不是可以写一本关于干眼的科普书，向更多人科普干眼的相关知识，让大家了解干眼，预防疾病的发生；学习管理干眼，避免病情加重。

　　于是我和我的团队开始留意收集干眼患者关注的问题，并加以分析整理，开始了图书的内容创作。经过反复讨论和推敲，历时2年，终于完成了《听医生说干眼》一书的撰写。本书采用通俗易懂的语言、生动形象的插图，以及简单实用的小测试，讲述了干眼相关知识,希望可以帮助患者更好地了解干眼、管理干眼,拥有健康、幸福的生活!

感谢王少佩、杨凯、张宸睿对于本书编写的帮助!感谢郑州市科学技术局"郑州市科技惠民计划项目"的资金支持!书稿中难免存在疏漏和不足,欢迎广大读者批评指正。

任胜卫

2023 年 11 月

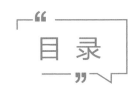

目 录

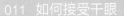

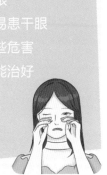

您的干眼情况严重吗

以下 12 个问题主要用于分析过去 1 周内您眼部不适症状的发生频率，不同发生频率对应不同的分数。

眼部症状

1. 过去 1 周内有**畏光**（如出门有阳光时睁不开眼睛）的症状吗？
   ①从不　　②很少　　③有时　　④经常　　⑤总是

2. 过去 1 周内有**眼部异物感**（如感觉眼睛里有沙子）的症状吗？
   ①从不　　②很少　　③有时　　④经常　　⑤总是

3. 过去 1 周内有**眼痛、眼酸**的症状吗？
   ①从不　　②很少　　③有时　　④经常　　⑤总是

视觉功能

4. 过去 1 周内有**视物模糊**吗？
   ①从不　　②很少　　③有时　　④经常　　⑤总是

5. 过去 1 周内有**视力下降**吗？
   ①从不　　②很少　　③有时　　④经常　　⑤总是

6. 过去 1 周内在**阅读时**有眼部不适感吗？
   ①从不　　②很少　　③有时　　④经常　　⑤总是

7. 过去 1 周内在**用电脑或手机时**有眼部不适感吗？
   ①从不　　②很少　　③有时　　④经常　　⑤总是

8. 过去 1 周内在**夜间开车时**有眼部不适感吗？
   ①从不　　②很少　　③有时　　④经常　　⑤总是

9. 过去 1 周内在**看电视时**有眼部不适感吗？
   ①从不　　②很少　　③有时　　④经常　　⑤总是

环境

10. 过去 1 周内在**有风环境下**有眼部不适感吗？
　　①从不　　②很少　　③有时　　④经常　　⑤总是

11. 过去 1 周内在**干燥环境下**有眼部不适感吗？
　　①从不　　②很少　　③有时　　④经常　　⑤总是

12. 过去 1 周内在**空调环境下**有眼部不适感吗？
　　①从不　　②很少　　③有时　　④经常　　⑤总是

小提示：假如您平时不阅读或者不会在夜间开车，就选择"①从不"。

【计分原则】

从不：0 分；很少：1 分；有时：2 分；经常：3 分；总是：4 分。干眼自觉症状得分 = 总分 ×25/12

【结果分析】

将所有答案对应的分数相加计算最终得分。若最终得分在 0～12 分，属于正常范围，干眼可能性低。若最终得分 > 12 分，应该考虑干眼的可能性。最终得分为 13～22 分，轻度干眼；23～32 分，中度干眼；33～100 分，重度干眼。

科普小课堂

什么是干眼问卷

　　由上述 12 个问题组成的问卷是一种较为常用的干眼问卷，可评估测试者眼部症状的严重程度及干眼对视觉的影响，评分越高，说明干眼症状越严重。

第一章

认识干眼

什么是干眼
哪些人容易患干眼
干眼有哪些危害
干眼能不能治好

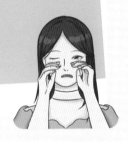

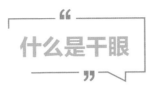

什么是干眼

您是否经常感到眼睛不舒服，如眼睛干涩、异物感、烧灼感、眼痒、怕光、流泪，感觉像有沙子在磨眼睛？

您是否无法长时间看东西，看一会儿就觉得眼睛特别累，需要闭眼休息？

如果存在以上情况，您可能得了干眼，那么什么是干眼呢？

在人类眼睛的最外层是一层泪膜，每次眨眼，通过眼睑的闭合可将泪液均匀地涂布在眼球表面，就像汽车的雨刷器一样，形成一层稳定的泪膜，保持眼睛的湿润。稳定的泪膜是眼部健康的标志之一，当眼睛不能受到泪膜的保护时，就会出现眼睛干涩等不适。

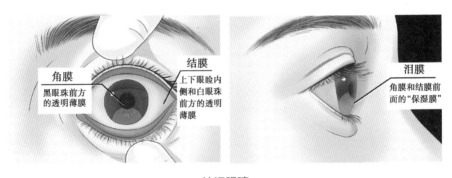

认识眼睛

科普小课堂

眼干和干眼是一回事吗

眼干和干眼不是一回事。眼干是指眼睛干涩，是一种不适感。干眼是一种常见的眼部疾病。眼干是干眼的症状之一，干眼的其他症状包括异物感、烧灼感、眼痒、怕光、流泪等。如果您经常出现眼干的症状，就需要注意干眼的可能性了。

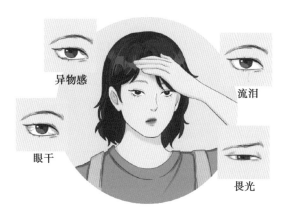

干眼的眼部常见不适症状

小提示

如果出现有时看东西模糊,有时看东西清楚的情况,需要警惕干眼导致视物不清的可能性。

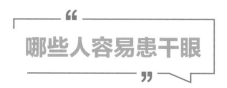

哪些人容易患干眼

以下人更容易患干眼,需要在日常生活中加以注意。

◆ 长时间看手机、用电脑的人。

◆ 女性,特别是更年期女性。

◆ 长期配戴隐形眼镜的人。

◆ 做过眼部手术(如近视手术、白内障手术)的人。

◆ 长期滥用眼药水的人。

◆ 长期存在焦虑、抑郁情绪的人。

◆ 有睡眠障碍的人。

◆ 经常化眼妆的人。

◆ 经常吸烟、饮酒的人。

◆ 患有某些全身性疾病,如类风湿关节炎、干燥综合征的患者。

◆ 长期生活在高温、干燥环境中的人。

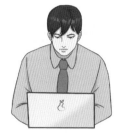
长时间看手机、用电脑的人

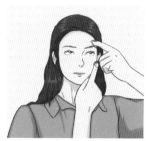
长期配戴隐形眼镜的人

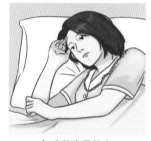
有睡眠障碍的人

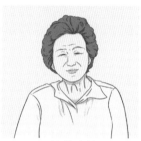
更年期女性

容易患干眼的人

##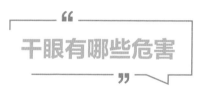
干眼有哪些危害

干眼已成为全球非常常见的眼部疾病，目前全球干眼的患病率为5%～50%，由于人种、年龄和地区的不同，其患病率会有所差异。我国干眼患病率为21%～30%，且呈逐年上升趋势。我国人口基数大，干眼患病群体数量庞大，研究表明干眼是我国眼科门诊最常见的疾病，干眼患者占眼科门诊就诊患者的30%左右。干眼给个人和社会带来了严重的危害，主要包括以下几方面。

经济负担重

干眼是一种慢性疾病，需要长期就医，除看病的检查费和治疗费外，还有就医过程中的交通费、住宿费、餐饮费和误工费等，会给患者带来沉重的经济负担。

影响生活质量

干眼可引起眼干、异物感、烧灼感、眼痒、怕光、流泪等不适，严重的还会引起视力下降、视物模糊等，限制我们的日常活动，如看电视、使用手机和电脑、阅读、驾驶等。这些眼部不适使我们的生活和工作体验感下降，幸福感降低，影响生活质量。

影响心理健康

干眼无法根治，只能缓解，若不及时治疗，病情可能会加重或反复，进而引发患者的焦虑和抑郁情绪，影响心理健康。

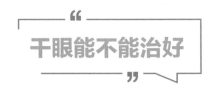

干眼是一种慢性眼表疾病，病因复杂、病程长且部分患者病情迁延不愈，需要长期治疗和护理。对于大部分患者来说，可以通过健康生活、合理用眼、规律治疗等使症状得以改善，甚至消失，降低干眼对生活和工作的影响。

因此，我们需要学习试着接受这种疾病、积极面对它、学习管理它，成为一名合格的干眼自我管理者。

第二章

做一名合格的干眼自我管理者

如何接受干眼

如何积极面对干眼

如何管理干眼

如何成为一名合格的干眼自我管理者

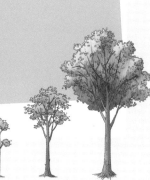

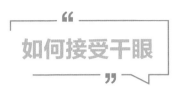

如何接受干眼

接受就是尽量坦然地去面对生活中发生的所有事情，不论好坏，对待干眼也是一样。

当被确诊为干眼的时候，一些人会有以下疑问。

为什么我会得干眼？

我室友玩手机的时间比我长，为什么他没得干眼？

得了干眼，我以后应该怎么办？

面对已经发生的事情，我们要尝试去接受，只有接受得干眼的事实，才能正视这种疾病，通过改变生活习惯和工作方式、积极治疗，降低疾病对生活和工作的影响，过好人生中的每一天。

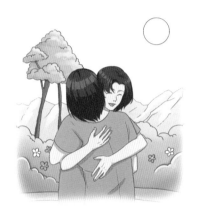

学习试着接受干眼

如何积极面对干眼

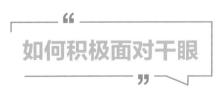

积极与家人、朋友及医护人员沟通

干眼自我管理是一个长期的过程。在这个过程中，我们需要学习沟通的小技巧，表达自己的感受，积极与家人、朋友沟通，诉说心中的烦闷，相信他们会给予您更多的理解和支持。此外，还需要与医护人员沟通，以便医护人员了解您的具体情况，进行针对性的治疗。

选择适合自己的治疗方法

患者可以通过权威的平台去查阅、了解干眼的相关信息，并与医生充分沟通,结合自己的实际情况选择适合自己的治疗方法。

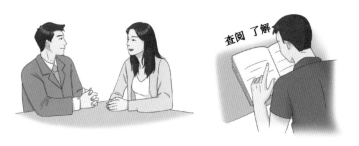

积极与家人、朋友及医护人员沟通　　选择适合自己的治疗方法

积极面对干眼

如何管理干眼

调整好心态,在确定了适合自己的治疗方法后,应该积极进行危险因素的预防;做好自身的用药管理;熟练掌握干眼居家物理治疗方法,了解医院里的物理治疗方法。

危险因素预防

为什么会患上干眼、是不是生活习惯或工作方式不对,或者是饮食中缺乏某些重要营养素……相信很多人会有这样的疑问。我们可以通过了解干眼的危险因素并对其进行积极干预,从而改善症状或降低干眼的发生率。

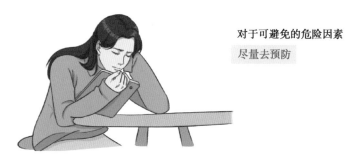

对于可避免的危险因素

尽量去预防

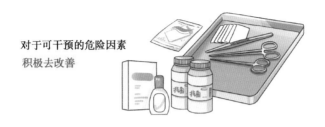

对于可干预的危险因素
积极去改善

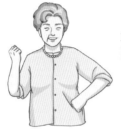

对于不可干预的危险因素
乐观积极面对

了解并干预引起干眼的危险因素

用药管理

在预防干眼危险因素的基础上，若症状不能得到有效改善，则需要进行药物治疗。因此，大家需要了解干眼治疗药物，如眼药水、眼药膏的相关信息，包括这些治疗药物有哪些种类、能起到什么作用、哪些不能长期使用……了解了以上信息后，患者就可以在医生的指导下更好地选择药物。同时，还要学会正确地使用干眼治疗药物，使用方法不正确往往会影响药物治疗效果。

值得注意的是，在和医生沟通的过程中，以下情况一定要准确、详细地告诉医生，如曾经使用过哪些治疗药物、是否对某些药物或药物成分过敏，以便医生根据患者的具体情况选择适合的药物。此外，还需要询问医生一些问题，如治疗药物的使用方法、使用时间等，有助于大家正确、合理地使用药物，更好地改善症状。

再好的治疗药物都需要通过正确使用才能发挥治疗效果，所以大家要遵医嘱使用药物。如果在药物的使用过程中遇到了一些困难，一定要与医生及时沟通，医生会据此给出治疗建议。如部分患者经常忘记用药，遇到这种情况，可以把治疗药物放在显眼的地方，或者让身边的家人和朋友提醒患者用药等。

科普小课堂

泪液是由水组成的吗

泪液里不仅含有水分,还含有油脂(又称脂质、睑脂)、电解质和蛋白质等。眨眼时,借助眼睑的闭合将泪液涂布在眼球表面,形成一层薄薄的稳定的泪膜。泪膜由外侧的脂质层、中间的水液层和内侧的黏蛋白层组成,其中的任何一层出现问题,都会导致泪膜不稳定,进而出现眼干等不适症状。

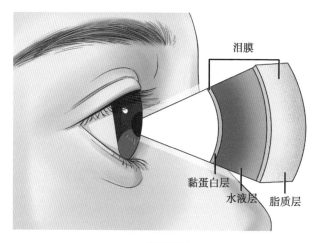

泪膜的分层

物理治疗

除药物治疗外,针对干眼的常用治疗方法还包括物理治疗。一些物理治疗可以在家完成,如眼部清洁、热敷、按摩、冷敷、配戴湿房镜和治疗性隐形眼镜,还有一些物理治疗需要到医院由专业的医护人员操作完成,如睑缘深度清洁、干眼综合治疗(超声雾化熏蒸、睑板腺按摩、冷敷)、强脉冲光(IPL)治疗、热脉动(LipiFlow)治疗和泪道栓塞治疗。

大家需要学会居家物理治疗方法,在繁忙的生活和工作中给自己的眼睛一个放松的机会;同时,也需要了解在医院进行的物理治疗,只有这样才能在治疗过程中更好地配合医护人员,取得更好的治疗效果。

如何成为一名合格的干眼自我管理者

干眼是一种慢性疾病，病因复杂、病程较长，患者往往需要长期接受治疗。只有接受并积极面对干眼、科学管理干眼，才能最终成为一名合格的干眼自我管理者。

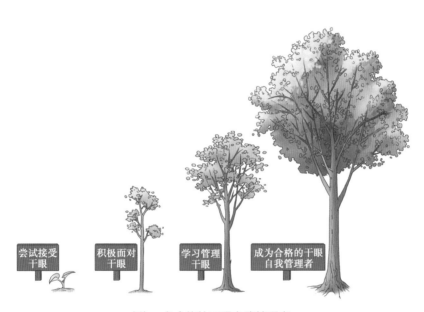

成为一名合格的干眼自我管理者

第三章

如何与家人、朋友及医护人员有效沟通

如何正确表达干眼带来的感受

如何在沟通中减少冲突

如何寻求并接受帮助

学会说"不"

如何成为一名好的倾听者

如何获取更多的信息

如何与医护人员进行有效沟通

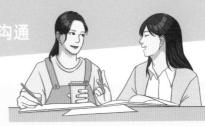

如何正确表达干眼带来的感受

干眼引起的不适常常会带来许多不愉快的感受，但我们可以选择以积极的态度来表达自己的感受，以获得家人、朋友的理解和支持。很多时候我们的感受不被关注甚至不被理解，当我们认为"别人应当知道"时，便要留意对方是否真的知道。要学会坦诚地、有技巧地、有礼貌地、有幽默感地表达自己真实的感受，说出真实的想法，和身边人一起面对干眼并战胜它。

作为家人、朋友、同事，如果身边有干眼的朋友向我们倾诉他的感受，我们应该尊重他人、接受并理解他人的感受，避免使用贬低或责备的语言。可以采用以下回应方式，如"我能理解""我不太清楚""你是否能解释一下"。

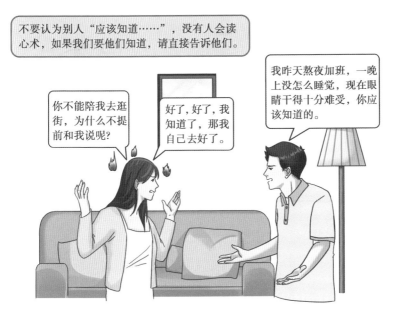

错误表达我们的感受

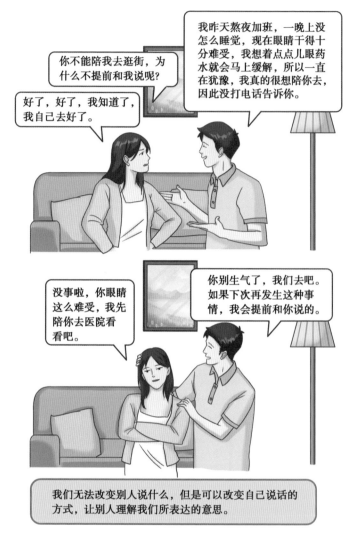

正确表达我们的感受

- ◆ 不要预设立场。
- ◆ 在沟通过程中敞开心扉。
- ◆ 理解对方的感受。
- ◆ 谨慎、适宜地使用幽默感。
- ◆ 作为倾诉方，避免把自己视为受害者。

如何在沟通中减少冲突

干眼患者常因对干眼的担忧、恐惧而心情烦闷、情绪低落，在与家人、朋友和同事的沟通中，应避免使用责备、抱怨和质问的语句，给彼此多一些理解。如果他人的行为或言语让自己感到不适，则可以采用直接、肯定或委婉的方式表达自己的看法与感受。

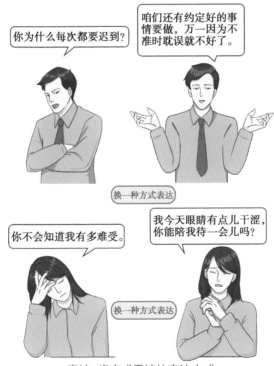

直接、肯定或委婉的表达方式

此外我们还可以通过转换焦点、争取时间、确保了解彼此的观点、寻找可以接受的地方和学会说抱歉等技巧来减少沟通中的冲突，使交流更具成效。

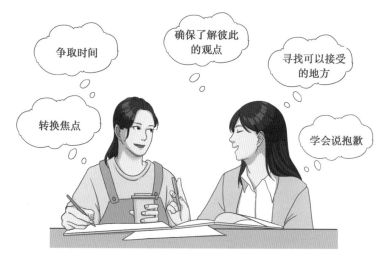

如何减少沟通中的冲突

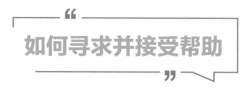

如何寻求并接受帮助

我们在沟通中有时会为寻求和接受帮助感到为难，其实很多人乐意对他人施以援手。当我们需要他人帮我们点眼药水的时候、需要他人陪我们去医院就诊的时候，或是有关于干眼的治疗方案需要找人商量的时候，不要怕，有什么困难或者需要帮助的地方就及时说出来，不说别人永远不知道，我们也得不到帮助。

学会寻求帮助

为使我们需要帮助的请求更利于被接受，我们应当把自己的请求非常具体地表达出来，避免因表达含糊而让他人产生误解。将请求具体化，可以提高获得帮助的可能性。

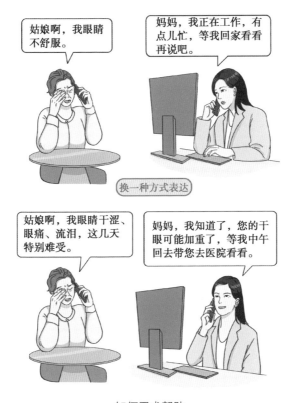

如何寻求帮助

接受帮助并表达感谢

我们身边的家人或朋友常常会主动且真心想要为我们提供帮助，他们会问："我要怎样才可以帮到你？"我们通常会回答"不知道"，但心里却想着"他们应该知道……"事实上，大多数人并不会知道我们内心的想法，我们需要告诉他们怎样才能帮到自己，并且对他们说"谢谢"，感谢他们的帮助和善意。

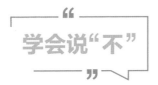

当遇到别人请求我们给予帮助时，如修改一份策划案、帮值一个夜班，

我们最好不要立即回复。首先，确认对方的请求是否具体；其次，在了解对方的具体请求后，如果打算拒绝，我们要尽可能地说清楚为什么没有办法提供帮助，把不能提供帮助的理由具体地阐述清楚；最后，要记住不论对方的理由多合理，当确实感到眼睛不适时，我们都有权去拒绝。

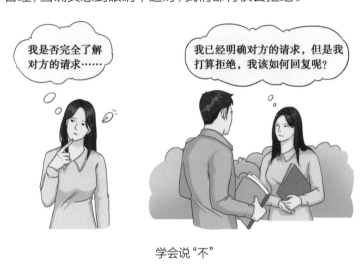

学会说"不"

如何成为一名好的倾听者

倾听是沟通技巧中最重要的一项，倾听比说话更难，我们多善于讲话而不善于倾听，当医生询问我们病情时，或护士交代居家护理注意事项时，或患友在向我们分享某种治疗方法的疗效时，我们需要静静倾听而不是想着自己下一句要回应什么，以免错过了重要信息。我们可以学习一些沟通的方法，从而成为一名好的倾听者，如用简单的"哦"和"嗯"来回应，让对方知道我们在认真倾听；观察对方的肢体语言，接受不同语言的表达方式；让对方知道我们听了他说的话，并能理解他的感受；当我们不完全清楚对方所表达的意思时，可以采用寻找和获取资料的方式来帮助交流。

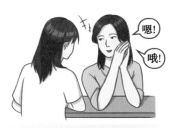

让对方知道我们在认真倾听

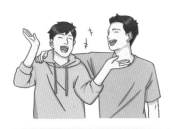

观察对方的肢体语言
并接受不同语言的表达方式

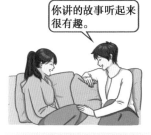

让对方知道我们听了他说的
话，并能理解他的感受

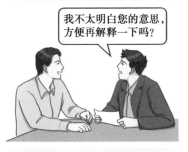

寻找和获取资料以更好地进行交流

如何成为一名好的倾听者

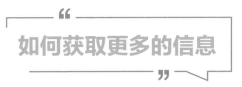

如何获取更多的信息

当我们想向医护人员了解病情以及更多关于自身干眼的情况时，可以尝试通过直接询问、简述对方的意思（如"您的意思是我还得来复查，再用药巩固，对吗？"）或用具体的小问题提问来获取更多的信息，从而改善干眼。

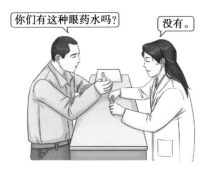

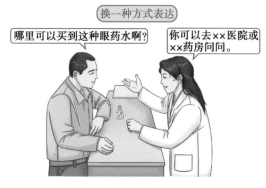

如何用正确的方式提问

如何与医护人员进行有效沟通

当我们患有干眼,便意味着要与医护人员建立和保持一段长期的沟通关系,这是我们得到更好的健康照顾的关键,需要花时间来维系。除了亲密的家人,医护人员可能是最了解我们病情的人。

为了与医护人员有效沟通,实现高效就诊,获取最大受益,我们需要做好就诊前、就诊时和就诊后的准备工作。就诊前列出想要提出的问题,简单、准确地描述自己的身体状况;就诊时准确、有效地提问;就诊后给予医护人员正面反馈。

就诊前做好准备

列出我们想要提出的问题　在见医生之前,我们要准备好想要提出的问题,可以尝试把问题写下来,方便记忆,避免在走出诊室后才想起自己还有不明白的问题。

在和医生交谈时,我们首先要提出主要问题,不要等到谈话快结束时才问,因为在那时可能就没有足够的时间来处理它。我们可以把列出来的问题交给医生,如果问题太多,医生无法一一解答,那么我们要让医生知道哪几个问题是我们最关心的并希望在本次就诊时向他咨询的。

简单、准确地描述自己的身体状况　除了要把自己关心的问题列出来，还要简单、准确地描述出自己主要的不适症状，我们可以带以前的病历或检查结果，也可以带一份正在使用的药物清单或药物包装盒给医生，方便医生了解我们的病情。如果已经或者正在尝试一种治疗方法，那么还应该向医生讲述治疗效果。

请看下面的例子。

对话一

医生：你眼睛怎么不舒服了？

患者：干眼。

分析：干眼是一种疾病，医生想问的是我们的眼睛有哪些具体的不舒服的感觉，如眼干涩、眼痒、眼痛、异物感、眼红等，应该把具体不舒服的感觉告诉医生。

我们可以这样回答：我的眼睛干涩、眼红、流泪等。

对话二

医生：你眼睛出现这种情况多长时间了？

患者：好几年了。

分析：医生想问的是具体时间，具体到几年、几个月或几天，相对具体的时间可以帮助医生对病情的紧急程度作出判断。

我们可以这样回答：2年了。

对话三

医生：你都用过哪些眼药水？

患者：我用过好多眼药水。

分析：医生想问的是我们用过哪些种类的眼药水，这些背景资料可为下一步的治疗提供参考。

我们可以这样回答：我用过玻璃酸钠眼药水。

我们需要通过简单且具体的表达把答案告诉医生，这样就方便我们与医生沟通，让医生快速获取有效的信息，了解我们的身体状况。

就诊时准确、有效地提问

准确、有效地提出问题是与医生有效沟通的关键，我们需要提前准备需要咨询的有关诊断、检查、治疗及后续问题。

诊断：询问干眼的基本情况，包括严重程度、危险因素、如何改善、如何预防等。

检查：询问是否需要做进一步检查，若需要的话，在哪儿做检查，大概的费用是多少，检查结果能否在医生下班前反馈。

治疗：询问医生有哪些治疗方案，包括需要在生活习惯或工作方式上作出哪些改变、有哪些药物和物理治疗方法等，还要了解每种治疗方法的优缺点，如果不治疗可能会产生的后果等。

后续问题：询问医生是否需要复诊，若需要的话，下次何时复诊；居家自我管理过程中应注意什么，应该如何处理某些新出现的症状。

我们可以与家人或朋友一同去，他们可以帮助我们更加准确地记住医生的嘱咐。

就诊后给予医护人员正面反馈

我们应当尽可能坦诚地谈论自己的想法和感受。医护人员并不能解读我们的内心，因此我们要说出自己所担心的问题，如"我担心我的干眼治不好"或"我担心病情会加重"。我们越坦诚，医护人员就越能找出困扰我们的问题并且知道如何帮助我们。当有问题时应立即向医护人员说明，不要等到医护人员来发现，学会给医护人员回应。

对于医护人员提出的治疗建议或制订的治疗方案，当我们无法做到时，也要告诉医护人员，方便医护人员根据情况进行调整。

通常，医护人员希望能得到积极的回应，因此如果我们满意，就要让医护人员知道，不要吝啬对医护人员的赞扬与感谢。一些正面的反馈能让医护人员在工作中获得动力和安慰，令他们感到心情舒畅，从而更好地改善医患关系。

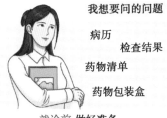

就诊前 做好准备

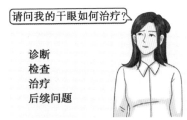

就诊时 准确、有效地提问

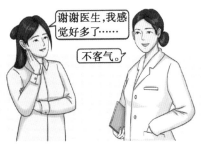

就诊后 给予医护人员正面反馈

如何与医护人员进行有效沟通

第四章

如何选择适合自己的治疗方法

如何寻找科学、准确的医疗信息

如何作出明智的健康决定

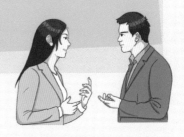

如何寻找科学、准确的医疗信息

作出明智的健康决定的第一步，是寻找科学、准确的医疗信息，即找出我们需要解决的健康问题、确认自己的健康需求、尝试寻找解决方法。

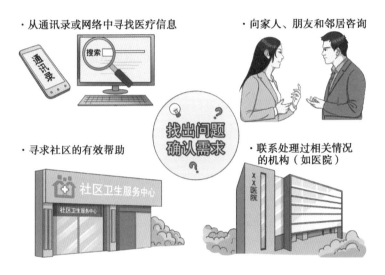

· 从通讯录或网络中寻找医疗信息

· 向家人、朋友和邻居咨询

· 寻求社区的有效帮助

· 联系处理过相关情况的机构（如医院）

找出问题
确认需求

如何寻找解决健康问题的方法

了解干眼的严重程度

众所周知，疾病的严重程度不一样，治疗方法也不一样。因此，首先需要确定自己干眼的严重程度。这种严重程度评估既可以通过本书中的小测试进行，也可以咨询就诊的医生。无论是否严重，我们都应该针对干眼问题进行积极治疗。

认识干眼的治疗原则

在干眼治疗中，建议根据干眼严重程度选择合适的治疗方案，可以单用一种治疗方法，也可以联合使用几种治疗方法。

干眼治疗的基本原则可总结为：临床前期患者重在危险因素预防；轻度患者在预防危险因素的基础上可选择热敷等居家物理治疗措施，缓解症状，必要时进行药物治疗；中度患者建议到医院就诊，进行药物联合物理治疗；重度患者可考虑联合应用危险因素预防、药物治疗和物理治疗等，必要时可行手术治疗。

干眼是一种慢性疾病，针对慢性疾病的管理需要贯穿干眼防治的全过程。

认识干眼的防治方法

通过认识干眼的防治原则，可以看出干眼的防治方法有四种，即危险因素预防、药物治疗、物理治疗和手术治疗。我们需要知道每种治疗方法具体包括哪些内容，以便更好地选择适合自己的治疗方法。

危险因素预防　危险因素分为可避免的危险因素（如生活习惯和工作方式相关因素、环境因素、饮食因素）、可干预的危险因素（如眼部疾病因素、眼部手术相关因素、全身疾病因素和药物相关因素）以及不可干预的危险因素（如年龄、性别和种族）。应对除不可干预的危险因素以外的因素进行预防。

治疗药物　包括人工泪液、抗炎类眼药水、修复眼表损伤类眼药水和抗菌类药物等。

物理治疗　居家物理治疗包括眼部清洁、热敷、按摩、冷敷、配戴湿房镜和接触镜等；院内物理治疗包括睑缘深度清洁、干眼综合治疗（超声雾化熏蒸、睑板腺按摩、冷敷）、强脉冲光治疗、热脉动治疗和泪道栓塞治疗等。

手术治疗　包括睑板腺腺管探通术、羊膜相关手术、睑缘缝合术、结膜松弛矫正术、泪点和泪小管相关手术、腺体移植术、角膜缘干细胞移植术等。

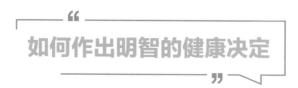

如何作出明智的健康决定

治疗干眼的方法很多，是不是所有的方法我们都可以尝试？如果不是，究竟哪些方法适合我们？合适我们的几种治疗方法的利弊分别是什么？在经济条件和时间都允许的情况下，哪种治疗方法对我们是最好的？计划选择的治疗方法会不会和我们已经或正在接受的其他治疗有冲突？

在作出治疗决定前，我们可以自问以上问题，学会辨别、剖析和评估有关治疗信息，从而在医生的指导下作出明智的健康决定。

1.我的干眼严重吗

完成干眼问卷　　　　　咨询医生

2.如何确定治疗方案

临床前期　轻度干眼　中度干眼　重度干眼

3.干眼的治疗方法我是不是都已经了解

  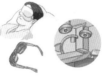

危险因素预防　药物治疗　物理治疗　手术治疗

4.我是否了解此种治疗方法的潜在危险

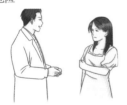

5.我的经济能力和时间状况是否能够负担治疗

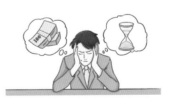

6.我是否愿意花费精力和金钱在这种治疗上

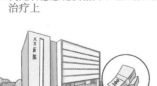

7.这种治疗方法是否需要停用其他药物或治疗

不能同时使用

光敏药物　　强脉冲光治疗

作出健康决定前需要思考的问题

相信通过思考上述问题,经过医生的专业分析,结合个人情况,我们一定可以作出明智的健康决定。

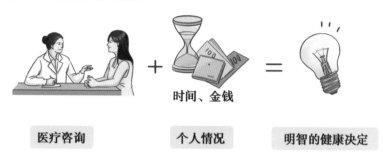

如何作出明智的健康决定

第五章

干眼危险因素预防

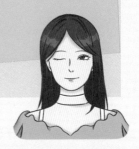

很多干眼患者有明显的发病诱因,如长时间看手机、电脑,眨眼次数少,缺少户外运动,存在睡眠障碍等。找出导致问题的原因,才能更好地改善干眼。

快来看看我们的生活习惯和工作方式会不会引起干眼吧。首先,请先回答一些小问题。

序号	危险因素	问题及选项
1	使用视频显示终端	(1)每天使用手机、电脑等视频显示终端的总时长是多少 A.少于8小时　B.超过8小时 (2)在使用手机、电脑等视频显示终端时是否觉得眼干不适 A.是　B.否
2	眨眼次数	是否从事需要长时间高度集中注意力的工作,如看电脑、做手术、驾驶车辆 A.是　B.否
3	户外运动	是否每周都进行户外运动 A.是　B.否
4	睡眠	(1)每天的平均睡眠时间是多久 A.少于5小时　B.5~7小时　C.超过7小时 (2)每天晚上的睡眠质量如何 A.差　B.一般　C.好
5	吸烟	(1)您的烟龄有多久 A.从不吸烟　B.1~2年　C.超过2年 (2)日常生活中是否接触二手烟 A.从不　B.偶尔　C.经常 (3)在烟雾环境中是否感觉眼干不适 A.是　B.否
6	配戴隐形眼镜	(1)您配戴隐形眼镜的时间有多久 A.从来不戴　B.1~2年　C.超过2年 (2)每次配戴隐形眼镜后眼干不适的强度如何 A.无不适　B.轻微不适　C.明显不适
7	眼部化妆	(1)每周化几次眼妆 A.从不　B.1~3次　C.超过3次 (2)若化眼妆,是否使用眼部卸妆产品进行清洁 A.从不使用　B.偶尔使用　C.每次都用

续表

序号	危险因素	问题及选项
8	医疗美容	做过哪些医疗美容项目 A.眼周肉毒毒素注射　B.文眼线　C.睫毛嫁接(胶水) D.睫毛种植(毛囊移植)　E.使用睫毛增长液　F.面部填充　G.结膜美白　H.无
9	室内环境	(1)是否经常在供暖或空调环境中生活或工作 A.是　B.否 (2)在供暖或空调环境中是否感到眼干不适 A.是　B.否
10	户外眼部防护	户外运动时是否配戴墨镜 A.从不　B.偶尔戴　C.常年戴
11	饮食和饮酒	(1)日常饮食包含以下食物中的几种:蔬菜水果、鱼类、五谷杂粮、豆类和橄榄油 A.全部　B.3~4种　C.少于3种 (2)是否经常食用以下食品:坚果、肥肉、动物内脏、奶油制品、巧克力、冰激凌 A.几乎不吃　B.1~3种　C.超过3种 (3)每周饮酒次数 A.从不　B.1~3次　C.超过3次 (4)在饮酒后是否感到眼干不适 A.是　B.否

相信通过上面的问题,我们对自己的生活习惯和工作方式、居住环境、饮食习惯等已经有了更全面的认识。以下将对上述问题进行详细解读,一起来了解一下这些问题与干眼的关系吧。

生活习惯和工作方式相关因素

使用视频显示终端会不会引起干眼

视频显示终端(如手机、电脑)每天使用时间超过8小时为干眼的危险因素，干眼症状的严重程度与视频显示终端的使用时间成正比。预防干眼，首先要减少电子设备的使用时间，增加使用过程中的休息时间；其次，可进行行为练习，主要包括眨眼练习和"盲工作"练习（即不需要看东西时闭上双眼），养成健康的视频显示终端使用习惯。

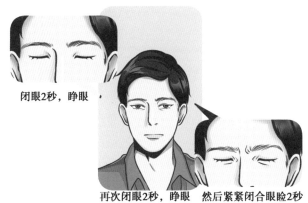

闭眼2秒，睁眼

再次闭眼2秒，睁眼　然后紧紧闭合眼睑2秒

眨眼练习

小提示

长时间使用手机、电脑，小心患上视频终端综合征。

科普小课堂

什么是视频终端综合征

视频终端综合征是由于长时间操作视频显示终端产品（如手机、电脑等）而导致的一系列眼部和全身不适，包括眼疲劳、干涩、刺痛、酸胀、畏光、流泪、频繁眨眼、视物模糊、视物变形、复视和眼睑沉重感等眼部症状，以及头痛、眩晕、食欲不振、记忆力下降、颈肩腰背酸痛和关节功能障碍等全身症状。

眨眼和干眼有什么关系

眨眼和干眼有关吗　干眼和不自主眨眼减少有关。眨眼带动泪液均匀地涂布在眼球前表面形成泪膜，使眼球保持湿润状态，同时可以清除眼睛表面的灰尘及细菌。此外，眨眼还可使眼部一些肌肉得到暂时休息。如果不眨眼或眨眼次数减少，眼球表面的泪液会很快蒸发，我们就会感到眼睛干涩、疼痛、流泪，久而久之，可引起干眼。

科普小课堂

什么是不自主眨眼

眨眼分为两种：一种是不自主眨眼，即通常没有外界刺激因素，是我们在不知不觉中完成的；另一种是反射性眨眼，是由外界刺激（如风沙入眼）引起的。

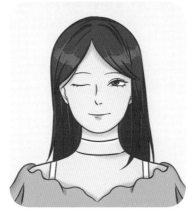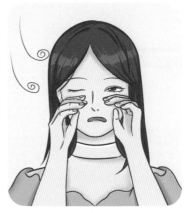

不自主眨眼　　　　　　　　　　　反射性眨眼

不自主眨眼和反射性眨眼

正常眨眼的次数　在正常情况下，人每分钟眨眼20~25次。

小提示

建议用眼20分钟后要盯着20米以外的地方休息至少20秒。

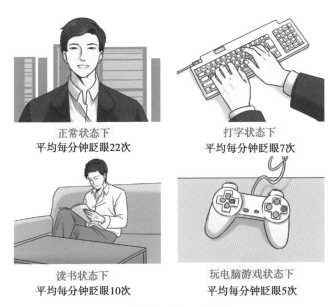

正常状态下
平均每分钟眨眼22次

打字状态下
平均每分钟眨眼7次

读书状态下
平均每分钟眨眼10次

玩电脑游戏状态下
平均每分钟眨眼5次

不同状态下的眨眼次数

哪些人容易出现眨眼次数减少　长时间从事需要集中注意力工作的人和在黑暗环境下看东西的人容易出现眨眼次数减少。

小提示

一定不要在黑暗环境下玩手机！

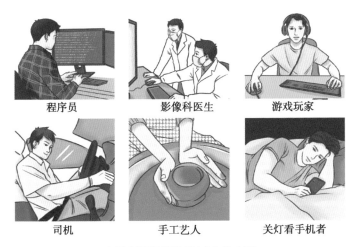

程序员

影像科医生

游戏玩家

司机

手工艺人

关灯看手机者

容易出现眨眼次数减少的人群

不自主眨眼次数越多越好吗　不自主眨眼的次数并不一定越多越好。有时，虽然不自主眨眼次数增多，但若眨眼不完全（即眨眼时眼睑没有完全闭上），仍有可能出现干眼。所以，平常眨眼时一定要尽量把眼睑闭全，做到有效眨眼。

小提示

若不自主眨眼次数超出正常范围，可能提示眼睛出现了问题，应该提高警惕。

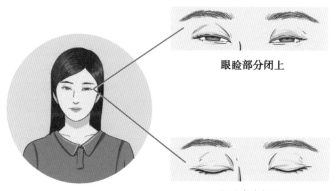

眼睑部分闭上

眼睑完全闭上

不完全眨眼和完全眨眼

科普小课堂

孩子频繁眨眼是怎么回事

孩子频繁眨眼可能是由干眼引起的。孩子经常接触电视、手机或电脑等视频显示终端，会出现眼睛干涩、频繁眨眼。此外，倒睫、过敏性结膜炎等也会让孩子频繁眨眼。

除频繁眨眼外，如果孩子还伴有挤眉、翻眼、咬唇、张口、点头、摇头、伸脖、耸肩等动作，可能是抽动障碍。

若发现孩子频繁眨眼，家长应该及时带其到医院就诊。

科普小课堂

用水冲眼睛能治疗干眼吗

有些人觉得眼睛干，那用水洗一洗、冲一冲是不是可以好一些？从专业角度来说，不建议自己用水冲洗眼睛，这是由于操作不当可能引起眼部感染，甚至损伤。如果想让眼睛湿润一些，除使用眼药水外，还可以配戴湿房镜。

户外运动和干眼有什么关系

研究发现，运动越多的人，泪液分泌量越多，由此可见，运动不仅能改善全身健康状况，还能改善泪液的分泌情况，缓解干眼。在休息时，让我们放下手机，关上电脑，走出房间，拥抱大自然吧。

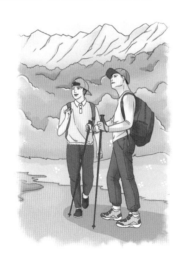

户外运动

睡眠障碍会不会引起干眼

睡眠障碍会损害自主神经和内分泌功能，增加糖尿病、高血压和抑郁的发病风险，影响身心健康，已成为全球关注的公共健康问题。近年来研究发现，睡眠障碍会增加干眼的发病率，睡眠时间短和睡眠质量不佳均可引起干眼。

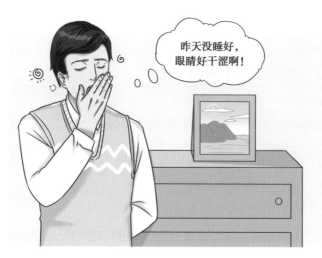

图27　睡不好，眼睛也难受

睡眠障碍可引起干眼，干眼也可引起睡眠障碍，但睡眠障碍对干眼的影响要远远大于干眼对睡眠障碍的影响，因此改善睡眠状况对防治干眼意义重大。

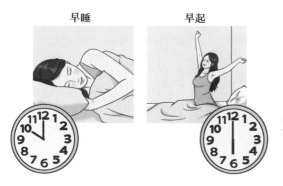

早睡　　　　早起

早睡早起

小提示

若长期存在睡眠障碍，需要到专业机构进行咨询。

科普小课堂

睡眠障碍小测试

　　根据在过去 1 个月内症状的出现频率选择相应选项。测试完成后将选项对应的分数相加（0~3 分），根据总分在结果分析中查看睡眠障碍情况。

1. 入睡时间延迟（关灯后到睡着的时间）

  未出现　每周 3~4 次　每周 4~5 次　每周超过 5 次

2. 夜间苏醒

  未出现　每周 3~4 次　每周 4~5 次　每周超过 5 次

3. 比期望的时间早醒

  未出现　每周 3~4 次　每周 4~5 次　每周超过 5 次

4. 总睡眠时间不足

  未出现　每周 3~4 次　每周 4~5 次　每周超过 5 次

5. 对总睡眠质量不满意（无论睡多长）

  未出现　每周 3~4 次　每周 4~5 次　每周超过 5 次

6. 白天情绪低落

  未出现　每周 3~4 次　每周 4~5 次　每周超过 5 次

7. 白天身体功能受影响（体力或精神，如记忆力、认知力和注意力）

  未出现　每周 3~4 次　每周 4~5 次　每周超过 5 次

8. 白天犯困、想睡觉

  未出现　每周 3~4 次　每周 4~5 次　每周超过 5 次

【计分原则】

未出现：0 分；每周 3~4 次：1 分；每周 4~5 次：2 分；每周超过 5 次：3 分。

【结果分析】

总分 < 4 分：无睡眠障碍；4~6 分：可疑睡眠障碍；> 6 分：睡眠障碍。

吸烟和烟雾会不会引起干眼

大家都知道吸烟有害健康，烟雾中的有害物质不仅会诱发呼吸系统疾病，还可能引起干眼，造成眼部不适。此外，生活中常用的燃料，如煤炭、木材等燃烧后产生的烟雾也会增加干眼的发病率。因此，戒烟并避免接触二手烟、使用无烟燃料是预防干眼和改善干眼症状的有效措施。

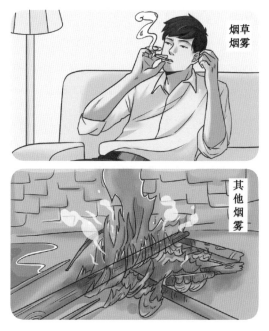

暴露于有害的烟雾中

配戴隐形眼镜会不会引起干眼

干眼是配戴隐形眼镜最常见的并发症，发生率约为 37%。随着戴镜时间的增加，干眼症状将愈发明显。

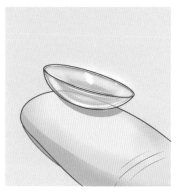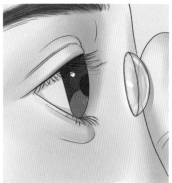

配戴隐形眼镜

为什么配戴隐形眼镜会引起干眼 长期配戴隐形眼镜可减少泪液分泌，同时破坏泪膜的稳定性，引发干眼。严重者可导致角膜缺氧、水肿，加重干眼。

配戴隐形眼镜时哪些行为可诱发干眼 过夜配戴、护理不当、长期配戴、配戴高含水量的薄镜片、空调环境中配戴、镜片参数选择不当、戴镜后长时间使用视频显示终端（如手机、电脑）、戴镜后眨眼次数减少或眨眼不充分。

小提示

高含水量的镜片如果做得太薄，会造成镜片的中心部脱水，脱水的镜片会吸收角膜表面的泪液，造成角膜的干燥脱水，加重干眼。

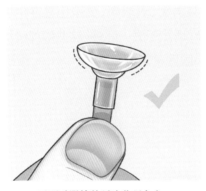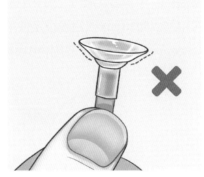

正面（眼镜的弧边往里扣）　　　反面（眼镜的弧边往外翻）

正确区分隐形眼镜正反面

小提示

隐形眼镜有正反之分，在配戴的时候一定要注意区分，否则会磨眼睛，并可能引起视力损害。

隐形眼镜相关干眼的首要治疗措施是停止配戴隐形眼镜，恢复眼表和泪膜的正常功能，以改善眼部不适症状。若因特殊原因必须配戴隐形眼镜，可采用以下方法预防和治疗干眼。

选择合适的隐形眼镜 尽量选择具有良好保湿性的日抛型隐形眼镜，

或选用透氧性好的隐形眼镜,如新型聚乙烯吡咯烷酮涂层的硅树脂隐形眼镜及硅水凝胶隐形眼镜。

养成良好的戴镜和护理习惯　包括摘戴镜前清洁手部,严格规范戴镜时间,避免过夜戴镜(角膜塑形镜除外)和戴镜游泳。提高镜片和镜盒的护理意识,包括每天更换储存镜片的护理液、定期除蛋白和清洗、定期更换镜盒等,并建议定期进行眼部检查。

小提示

放射状手揉搓是最有效的清洁镜片的方法。

化眼妆会不会引起干眼

有一些爱美人士喜欢在眼周使用一些色素性化妆品(如涂抹粉末状眼影、画眼线、涂抹睫毛膏),使眼睛看起来更大、更漂亮,这些色素性化妆品在使用后短期即可导致泪膜稳定性下降,诱发干眼。此外,这些眼部化妆品如果清洁不彻底,残留在眼周,也会影响眼健康。

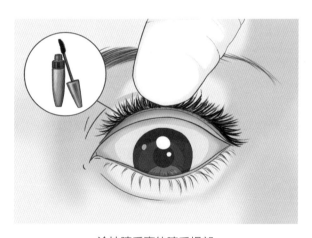

涂抹睫毛膏的睫毛根部

针对眼部不良化妆习惯引起干眼的建议　停用或尽量少用眼部化妆品;使用正规、合格的眼部化妆和卸妆产品,确保化妆品及其储存环境、化妆工具的洁净,不宜将化妆品置于较高温度(>29.5℃)环境中,并定期更新;提高卫生意识,包括在化眼妆前清洁手部,避免将化妆品涂抹到睫毛根部,防止化妆品接触眼睑边缘等；及时有效卸妆，并进行自我睑缘清洁，必要时由医护人员进行睑缘深度清洁。

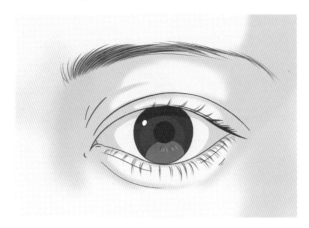

您的眼睛本来就很美

医疗美容项目会不会引起干眼

随着生活水平的提高和人们对美的不断追求，医疗美容行业迅速发展，每年都有几十万人进行各类医疗美容项目，有人还会多次进行。目前，市场上的眼部医疗美容项目（如肉毒毒素注射、文眼线、睫毛嫁接/种植和面部填充等）多由美容师而不是眼科专业人员操作，会导致干眼及相关眼部问题的发生率增加。

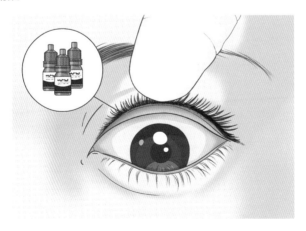

文眼线的睫毛根部

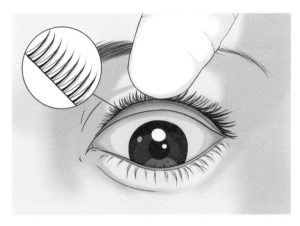

嫁接假睫毛的睫毛根部

科普小课堂

睫毛嫁接和睫毛种植有什么不同

我们经常说的"种睫毛"其实是睫毛嫁接，即使用胶水把假睫毛粘到真睫毛上。如果胶水不小心进入眼睛，会诱发或加重干眼。真正意义上的种植睫毛是提取头部健康的毛囊组织，分离后将其移植到睫毛根部的毛囊中，毛囊组织存活后长出新的睫毛，保持原有毛发的一切特性。

无论是嫁接的睫毛还是种植的睫毛，都较自身睫毛浓密，若日常洗护不到位，睫毛根部容易滋生细菌和螨虫，可能引发睑缘疾病，诱发或加重干眼。

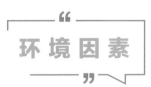

环境因素

与干眼有关的环境因素包括空气污染（大气污染、室内污染）、空调和暖气环境、高海拔和光污染（紫外线、短波蓝光）等，这些因素加速了泪液蒸发,眼睛可能会出现干涩、流泪、畏光等不适。

大气污染会不会诱发和加重干眼

近期研究发现,长期暴露在大气污染中,污染物(如 PM10、PM2.5、SO_2、NO_2 和 CO)可能会引发干眼。此外,甲醛、丙烯醛和颗粒物等室内污染物也可诱发眼部炎症和干眼。

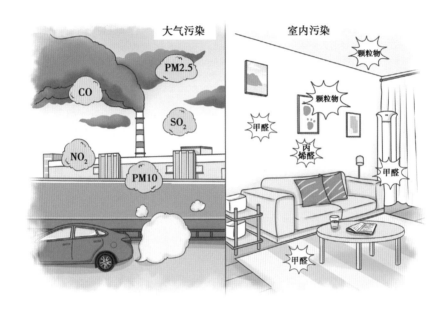

空气污染

1.出门时戴口罩和帽子

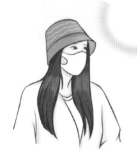

2.勤清洗口鼻

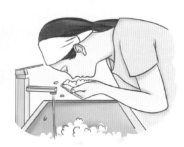

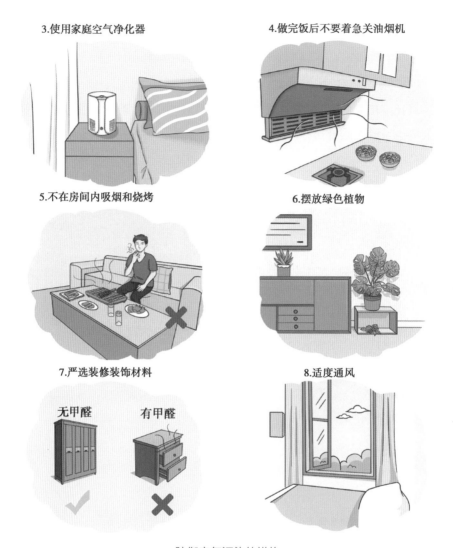

3.使用家庭空气净化器

4.做完饭后不要着急关油烟机

5.不在房间内吸烟和烧烤

6.摆放绿色植物

7.严选装修装饰材料

无甲醛　有甲醛

8.适度通风

防御空气污染的措施

吹空调、开暖气会不会引起干眼

随着生活条件的改善,空调和暖气已成为日常生活中必不可缺的设施。长期生活在空调和暖气的环境中,干眼的发生率会升高。对于长时间在空调或暖气环境中生活和工作的人群,建议使用加湿器、戴湿房镜等以减少泪液蒸发,或低频次使用人工泪液,预防干眼的发生或改善干眼病情。

居住在高海拔地区会不会引起干眼

高海拔地区天气寒冷、空气干燥，干眼患病率较高，而丘陵地区的人干眼患病率相对较低。

光污染会不会引起干眼

光污染是大部分人不太了解的一类环境污染，其对人类健康，特别是对眼睛和皮肤的健康可构成危害。暴露在阳光下或是紫外

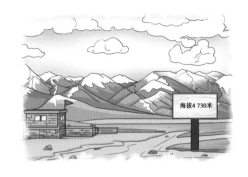

居住在高海拔地区

线辐射下，有可能发生干眼，暴露时间越长，越容易发生干眼。因此，需要采用一些预防措施以减少紫外线的伤害。

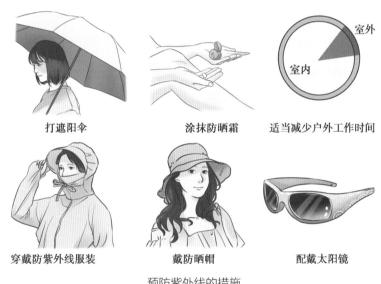

打遮阳伞　　　　涂抹防晒霜　　　适当减少户外工作时间

穿戴防紫外线服装　　　戴防晒帽　　　配戴太阳镜

预防紫外线的措施

短波蓝光可通过角膜和晶状体进入视网膜，导致相关眼部疾病（如干眼），甚至刺激大脑，影响激素分泌，导致睡眠障碍。预防蓝光污染需要尽量避免长时间持续使用手机、电脑等视频显示终端，选择合格的 LED 灯，合理配戴防蓝光眼镜。

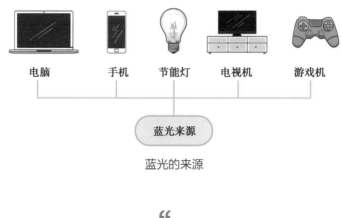

蓝光的来源

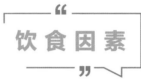

饮食因素

研究发现，高脂饮食、过量饮酒和一些维生素（如维生素A和维生素D）缺乏均可引起干眼，类似的干眼症状还容易发生在营养缺乏的人群，如进食障碍（厌食症和贪食症）人群、进行了减肥手术的人群以及长期素食者和吸收不良综合征患者。

在饮食方面，为了更好地预防和控制干眼，首先需要做的是控脂、适量饮酒；其次是改善饮食习惯，推荐地中海式饮食。研究发现，含有多不饱和脂肪酸、抗氧化剂和乳铁蛋白等的功能性食品在改善干眼方面是有效的。

科普小课堂

什么是地中海式饮食

地中海式饮食是指有利于健康的、简单、清淡以及富含营养的饮食。这种特殊的饮食结构强调多吃蔬菜、水果、海鲜、豆类、坚果类食物，其次才是谷类，并且烹饪时要用植物油（含不饱和脂肪酸）来代替动物油（含饱和脂肪酸），尤其提倡用橄榄油。

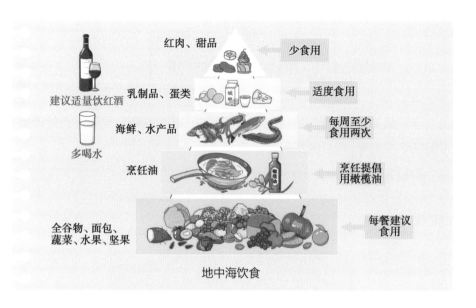

地中海饮食

科普小课堂

有哪些抗氧化剂

常见抗氧化剂有花青素、维生素 E、β - 胡萝卜素、维生素 A、维生素 C、维生素 D、锌和硒等。

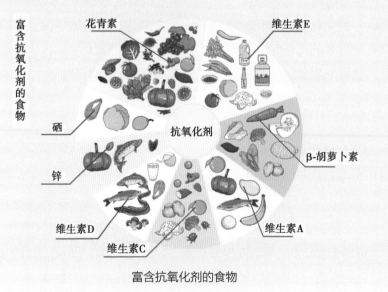

富含抗氧化剂的食物

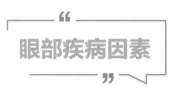

眼部疾病因素

与干眼关系最为密切的眼部疾病是睑板腺功能障碍，此外还有睑缘炎、过敏性结膜炎等，均可诱发干眼。

睑板腺功能障碍

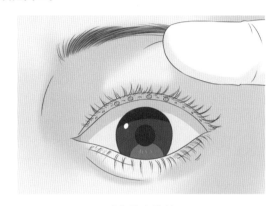

睑缘的小脂粒

什么是睑板腺功能障碍 您的睑缘上有黄黄的、和小米粒一样大的小颗粒吗？如果有，提示可能存在睑板腺功能障碍。通俗地讲，睑板腺功能障碍就是睑板腺的形态和功能都出现了问题，引起泪膜异常和眼表炎症反应，从而导致眼部刺激症状，病变严重时可累及角膜，影响视力。

科普小课堂

什么是睑板腺

睑板腺是全身最大的皮脂腺，位于睑板组织内，腺体走向垂直于睑缘，呈平行排列。上睑睑板腺腺体细长，下睑睑板腺腺体粗短。

睑板腺的功能是分泌油脂，眨眼时泪液被均匀涂布在眼球表面形成泪膜，油脂是泪膜的最外层，能够减少泪膜中间水液层的蒸发，起到润滑、保湿的作用。

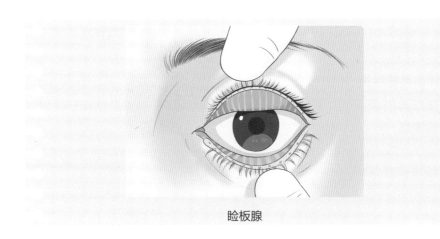

睑板腺

睑板腺功能障碍和干眼有什么关系　　睑板腺会分泌油脂,当出现睑板腺功能障碍时,会导致泪膜脂质层异常,使泪膜水液层蒸发增加,引起干眼,这是缺油型(蒸发过强型)干眼最主要的原因。

科普小课堂

干眼有哪些类型

干眼可分为三种类型,分别是缺油型(蒸发过强型)干眼、缺水型(水液缺乏型)干眼和既缺油又缺水型(混合型)干眼。

如何治疗睑板腺功能障碍

防治病因:寻找可能的病因或危险因素,尽量避免或去除。

物理治疗:清洁睑缘、交替进行热敷和冷敷、按摩眼睑。

控制感染:对于合并睑板腺或睑缘感染者,短期应用抗生素,以局部治疗为主,严重者联合全身药物治疗。

抑制炎症反应:局部抗感染治疗。

治疗伴随疾病:伴有干眼或相关角膜/结膜病变者,应同时给予对症治疗。

睑缘炎

如果您存在下述一种或多种情况,可能就需要留心是不是得了睑缘炎:感觉眼睛特别敏感,经常眼红、有异物感、怕光、流泪;长期反复发生睑板腺囊肿；不适感常在早晨或者上午更严重；面部经常长痘；眼角有泡沫状分泌物；经常掉睫毛……

什么是睑缘炎 睑缘炎是一种睑缘组织的炎症性病变，病因复杂，可表现为眼部异物感、流泪、眼痒、眼干、畏光、视物模糊、睫毛黏结和不能耐受隐形眼镜等，是一种常见的眼表疾病。

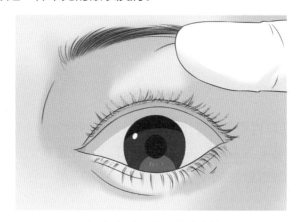

睫毛根部大量鳞屑状分泌物

睑缘炎的病因很多，近年来越来越多的研究发现，蠕形螨感染是睑缘炎的主要致病原因。蠕形螨睑缘炎表现为反复发作的睑缘红、眼痒、眼干、眼部异物感、烧灼感、鳞屑及睫毛根部袖套状分泌物；严重者可伴有睫毛反复脱落。

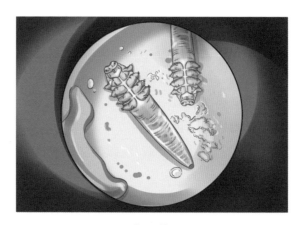

蠕形螨

如何治疗睑缘炎

物理治疗：眼部热敷、睑板腺按摩、睑缘清洁。

局部药物治疗：睑缘涂药、使用眼药水/膏。

全身药物治疗：口服抗菌药。

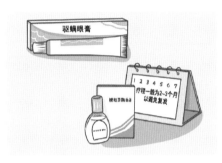

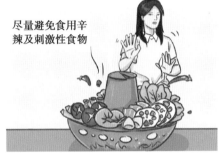

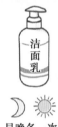

蠕形螨睑缘炎患者的注意事项

过敏性结膜炎

一部分人到了春暖花开的时候就忍不住打喷嚏、眼睛痒，经常想揉眼，很可能是对花粉过敏，得了过敏性结膜炎。

什么是过敏性结膜炎 过敏性结膜炎是过敏引起的结膜炎，主要由过敏原刺激产生，常见的过敏原有花粉、灰尘、尘螨、动物毛发、动物皮屑等。典型特点有眼痒、眼红、眼部异物感及眼部分泌物增多，表现为揉眼或频繁眨眼。患有湿疹和过敏性鼻炎的人易患过敏性结膜炎。

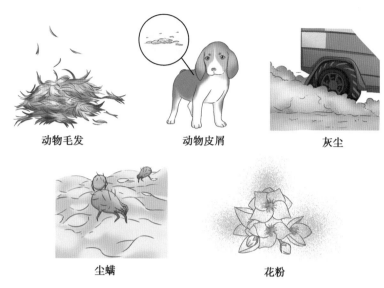

动物毛发　　　　　动物皮屑　　　　　灰尘

尘螨　　　　　　花粉

过敏性结膜炎的常见过敏原

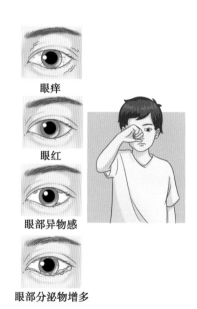

眼痒

眼红

眼部异物感

眼部分泌物增多

过敏性结膜炎的常见症状

如何治疗过敏性结膜炎　脱离过敏原；眼部清洁及冷敷可在一定程度上减缓眼痒等不适；局部使用抗过敏药物。

眼部手术相关因素

眼部手术相关性干眼是指眼部手术后出现的以泪膜稳态失衡为特点的干眼,包括术后出现干眼和术前已有干眼在术后加重两种情况。

各种眼表手术和眼内手术,包括角膜屈光手术、白内障摘除手术、眼睑手术、斜视矫正手术、翼状胬肉切除术、角膜移植手术、抗青光眼手术和玻璃体视网膜手术等,均可造成不同程度的眼表损伤,引起干眼。

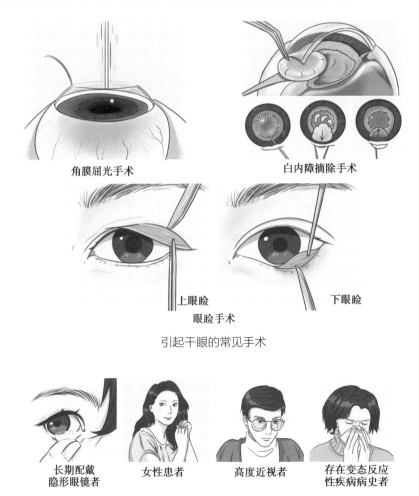

角膜屈光手术　　　　　　　　白内障摘除手术

上眼睑　　　　　　　　　下眼睑
眼睑手术

引起干眼的常见手术

长期配戴　　　女性患者　　　高度近视者　　存在变态反应
隐形眼镜者　　　　　　　　　　　　　　　　性疾病病史者

长时间使用
电子产品者　　全身性疾病患者

术后干眼症状可能相对明显的人群

科普小课堂

干眼患者能做近视手术吗

　　若在做手术之前就有干眼，是不建议马上进行近视手术的，因为手术会加重干眼症状。建议先治疗干眼，待干眼病情好转后再行手术。

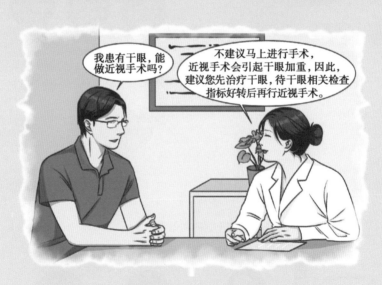

干眼患者能不能做近视手术

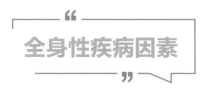

全身性疾病因素

很多全身性疾病，尤其是精神心理疾病、风湿免疫性疾病、内分泌系统疾病和一些其他因素导致的疾病会诱发干眼，如心理障碍、类风湿关节炎、干燥综合征、糖尿病、甲状腺相关眼病等。

心理障碍

心理障碍可增加干眼的发病率，而长期干眼可能产生心理障碍，因此，干眼和心理障碍会相互影响。焦虑和抑郁是干眼患者较为常见的两种心理障碍类型。

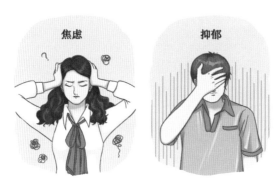

焦虑和抑郁

小提示

抗焦虑药和抗抑郁药可能增加干眼风险。

科普小课堂

焦虑测试

根据在过去两周内症状的出现频率选择相应选项。测试完成后将选项对应的分数相加（0~3分），根据总分在结果分析中查看焦虑情况。

1. 感觉紧张、焦虑或急切

    没有   有几天   一半以上时间   几乎天天

2. 不能停止或控制担忧

    没有   有几天   一半以上时间   几乎天天

3. 对各种各样的事情担忧过多

    没有   有几天   一半以上时间   几乎天天

4. 很难放松下来

    没有   有几天   一半以上时间   几乎天天

5. 由于不安而无法静坐

    没有   有几天   一半以上时间   几乎天天

6. 变得容易烦恼或急躁

    没有   有几天   一半以上时间   几乎天天

7. 因预感将有可怕的事情发生而感到害怕

    没有   有几天   一半以上时间   几乎天天

【计分原则】

没有：0分；有几天：1分；一半以上时间：2分；几乎天天：3分。

【结果分析】

0~4分：没有焦虑。

5~9分：可能有轻微焦虑，建议咨询心理医生或精神科医生。

10~13分：可能有中度焦虑，请咨询心理医生或精神科医生。

14~18分：可能有中重度焦虑，建议就诊心理科或精神科。

19~21分：可能有重度焦虑，务必就诊心理科或精神科。

科普小课堂

抑郁小测试

根据在过去两周内症状的出现频率选择相应选项。测试完成后将选项对应的分数相加（0~3分），根据总分在结果分析中查看抑郁情况。

1. 做什么事都感到没兴趣、没意思

　　　　没有　　　有几天　　　一半以上时间　　　几乎天天

2. 感到心情低落、抑郁、没希望

　　　　没有　　　有几天　　　一半以上时间　　　几乎天天

3. 入睡困难,总是醒着,或睡得太多(嗜睡)

　　　　没有　　　有几天　　　一半以上时间　　　几乎天天

4. 常感到很疲倦、没劲儿

　　　　没有　　　有几天　　　一半以上时间　　　几乎天天

5. 胃口不好,或吃得太多

　　　　没有　　　有几天　　　一半以上时间　　　几乎天天

6. 自己对自己不满,觉得自己是个失败者,或让家人丢脸了

　　　　没有　　　有几天　　　一半以上时间　　　几乎天天

7. 无法集中精力,即便是读报纸或看电视时,记忆力下降

　　　　没有　　　有几天　　　一半以上时间　　　几乎天天

8. 行动或说话缓慢到引起他人的注意,或刚好相反,坐卧不安、烦躁易怒、到处走动

　　　　没有　　　有几天　　　一半以上时间　　　几乎天天

9. 有"不如一死了之"的念头,或想要伤害自己

　　　　没有　　　有几天　　　一半以上时间　　　几乎天天

【计分原则】

没有:0分;有几天:1分;一半以上时间:2分;几乎天天:3分。

【结果分析】

0~4分:没有抑郁。

5~9分:可能有轻微抑郁,建议咨询心理医生或精神科医生。

10~14分:可能有中度抑郁,请咨询心理医生或精神科医生。

15~19分:可能有中重度抑郁,建议就诊心理科或精神科。

20~27分:可能有重度抑郁,务必就诊心理科或精神科。

风湿免疫性疾病

　　可引起干眼的风湿免疫性疾病主要包括类风湿关节炎、干燥综合征和系统性红斑狼疮等。风湿免疫性疾病引起的干眼症状往往较其他原因引起

的干眼症状更重,患者对油烟、干燥环境、空调和暖气环境更敏感,部分患者的眼部可出现黏液性、拉丝状分泌物。

类风湿关节炎 是一种病因未明、以炎症性滑膜炎为主的慢性系统性疾病。

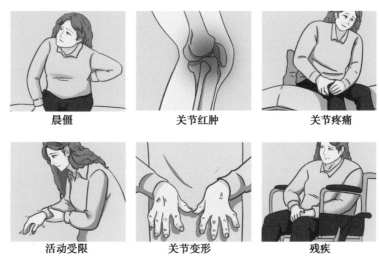

类风湿关节炎的常见症状

干燥综合征 是一种以外分泌腺功能障碍为特征的慢性自身免疫性疾病,常出现唾液腺和泪腺异常。

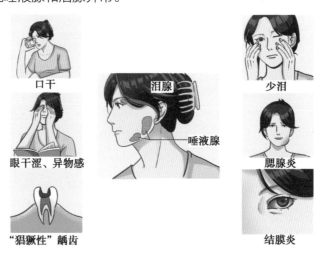

干燥综合征的常见症状

系统性红斑狼疮 多发于青年女性,是一种自身免疫性炎症性结缔组织病,早期、轻型和不典型的病例日渐增多,全身多处均可受累。

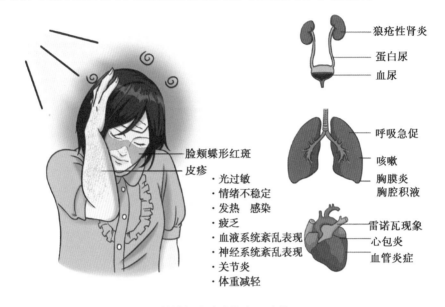

系统性红斑狼疮的常见症状

其他 如白血病骨髓移植术后等也可引起干眼。

激素相关疾病

人体有很多内分泌腺体,如胰腺内的胰岛、性腺(卵巢和睾丸)和甲状腺,可分泌胰岛素、性激素和甲状腺激素等,调节机体的生命活动。激素分泌异常可引起一系列疾病,较为常见的是糖尿病、雄激素缺乏和甲状腺功能异常、痛风。研究发现,这些疾病会造成眼部损害,如干眼。

糖尿病 糖尿病患者,尤其是血糖控制欠佳、病程较长的患者,除应该定期检查眼底外,还应进行干眼检查,以便及时发现并治疗。

雄激素缺乏 睑板腺中存在雄激素受体,雄激素与睑板腺内的雄激素受体结合,可以促进睑板腺生成、分泌脂质,脂质有助于滋润眼部,保持泪膜的稳定性。当雄激素缺乏时,睑板腺分泌脂质异常,可引发干眼。因此,在更年期女性、老年人及应用抗雄激素药物的人群中干眼的患病率增加。

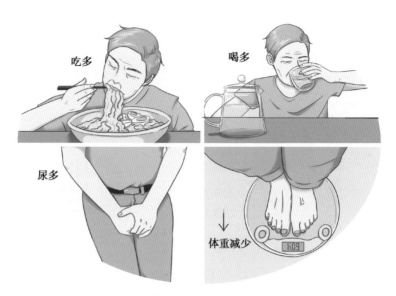

糖尿病的常见症状

甲状腺功能异常　甲状腺分泌甲状腺激素,甲状腺激素分泌过多(甲状腺功能亢进)或过少(甲状腺功能减退)均可引起甲状腺功能异常。甲状腺相关眼病患者会出现不同程度的眼部异物感、眼痛、眼红、畏光、流泪、视疲劳等干眼表现。因此,在出现甲状腺功能异常时,应及时进行干眼检查,早发现、早治疗。

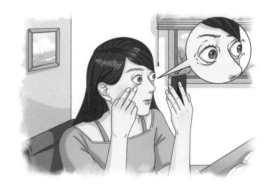

甲状腺相关眼病

痛风　痛风可增加干眼的发生风险,所以建议痛风患者尽早进行干眼检查,早发现、早治疗。

进行过放射治疗

放射治疗,即放疗,是一种利用放射线治疗局部肿瘤的方法。在头颈部,尤其是在眼周进行放射治疗时,不可避免地会损伤周围正常组织,如引起睑板腺弥漫性退行性萎缩、破坏泪腺组织的超微结构,引起干眼。

小提示

当干眼治疗效果不佳时,应考虑全身性疾病的原因。若有全身性疾病,则在治疗干眼的同时需要对其进行治疗,双管齐下,效果更好。

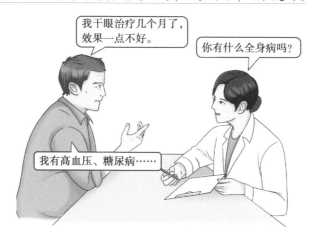

寻找可能引起干眼的全身性疾病

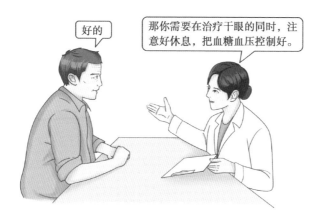

积极治疗全身性疾病

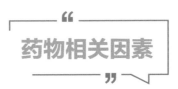

药物相关因素

眼局部或全身长期应用药物导致的干眼称为药物相关性干眼,根据用药方式不同,可将其分为眼局部药物相关性干眼和全身药物相关性干眼。

可能引起干眼的眼局部药物及辅料

可能引起干眼的眼局部药物及辅料

药物及辅料种类	主要药物
防腐剂	硫柳汞、苯扎氯铵、苯乙醇等
抗青光眼药	前列腺素类似物、β受体阻滞剂、碳酸酐酶抑制剂、α受体激动剂及胆碱类药物等
抗生素	喹诺酮类等
抗病毒药	碘苷、阿昔洛韦、更昔洛韦等
抗胆碱药(具有散大瞳孔的作用)	阿托品、托吡卡胺等
非甾体抗炎药	溴芬酸、双氯芬酸、酮咯酸等
眼表消毒剂	聚维酮碘等
表面麻醉剂	丙美卡因、可卡因等

科普小课堂

眼用防腐剂

《中华人民共和国药典(2020年版)》建议眼药水应当含有防腐剂,以防止开瓶后出现细菌增殖。眼用防腐剂包括汞衍生物、醇、对羟基苯甲酸酯和氯己定等,常用的防腐剂是苯扎氯铵。苯扎氯铵可通过毒性、促炎作用以及抗菌特性等机制引起或加重干眼。干眼患者通常需要长期用药,应尽可能选择不含防腐剂的眼药水。

可能引起干眼的全身药物

可能引起干眼的全身药物

药物种类	主要药物
抗胆碱药	阿托品、后马托品、东莨菪碱、异丙托溴铵等
抗组胺药	氯苯那敏、苯海拉明、异丙嗪、氯雷他定、西替利嗪等
抗精神病和抗抑郁药	奋乃静、氯丙嗪、利培酮、奥氮平、西酞普兰、文拉法辛、度洛西汀、米氮平、多塞平等
性激素	炔诺酮、孕酮、甲羟孕酮、非那雄胺等
维 A 酸类药	异维 A 酸等
化学治疗药	甲氨蝶呤、丝裂霉素、阿法替尼、帕妥珠单抗等
抗高血压药	阿替洛尔、卡维地洛、拉贝洛尔、美托洛尔、可乐定、哌唑嗪、普萘洛尔等
利尿药	呋塞米、氢氯噻嗪、吲达帕胺等
非甾体抗炎药	阿司匹林、布洛芬等
抗溃疡药	奥美拉唑等
抗麻风药	氯法齐明等
抗疟疾药	氯喹、羟氯喹等
镇痛药	芬太尼、美沙酮、吗啡、他喷他多等

药物相关性干眼如何治疗

药物相关性干眼多合并其他基础疾病，贸然停药可能对基础疾病的治疗造成不良影响，因此药物相关性干眼的治疗往往需要多学科会诊，在医生的指导下综合评估风险与获益，权衡利弊，在合理治疗基础疾病的基础上作出最佳的药物选择和调整。同时，应采取眼部干预措施缓解干眼症状，保护和修复眼表，维护视觉功能。

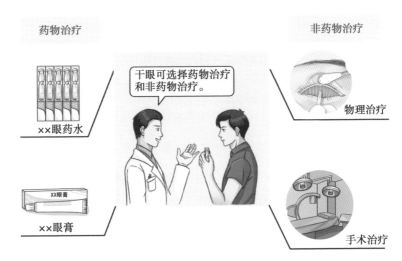

药物相关性干眼的治疗方法

药物相关性干眼如何预防

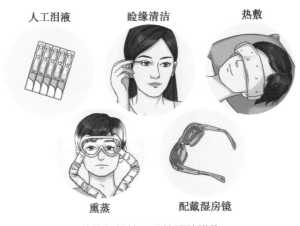

药物相关性干眼的预防措施

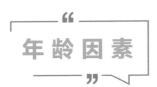

中老年人更容易患干眼。大量研究显示,干眼患病率随年龄的增长而

增加。49 岁以下人群干眼患病率较低,50 岁以后逐渐增加,80 岁以后增加更显著。

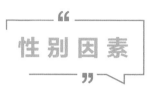

女性比男性更容易患干眼。干眼发病有明显的性别特征。随着年龄的增长,干眼患病率的性别差异逐渐显著,女性患病率高于男性,为男性的 1.3~1.5 倍,尤其以围绝经期女性居多。国内围绝经期女性干眼发病率接近 89.5%,可能与围绝经期女性体内性激素水平变化有关,尤其是雄激素水平降低。

科普小课堂

什么是围绝经期

围绝经期指女性绝经前后的一段时期(从 45 岁左右开始至停经后 12 个月的时期),从接近绝经出现与绝经有关的临床特征起,至最后 1 次月经的后 1 年。

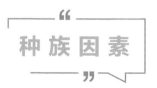

黄种人(亚洲人)的干眼发生率高于白种人。

年龄、性别及种族是干眼不可干预的危险因素,对于具有此类因素的人群,建议尽可能地做到早筛查、早诊断、早治疗。

年龄

性别

种族

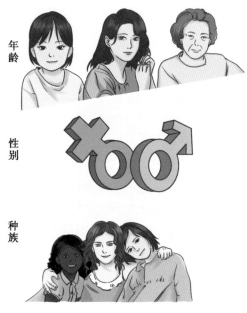

不可干预的危险因素

第六章

干眼用药管理

了解治疗干眼的眼药水／膏

如何正确使用眼药水／膏

开药时需要让医生了解哪些情况

开药时需要向医生咨询哪些问题

为什么要按照医嘱使用药物

用药小技巧

如何正确使用或购买药物

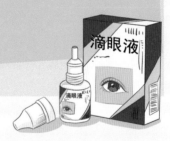

了解治疗干眼的眼药水 / 膏

干眼主要是泪液分泌减少或泪液质量改变所致,因此干眼的治疗需要及时地补充泪液或改善泪液质量。当泪液异常引起眼表损伤时,就需要用到抗炎或修复眼表损伤类药物。目前,市场上治疗干眼的药物多种多样,下文将对常见的治疗干眼的眼药水 / 膏进行详细介绍。

人工泪液

缺水型(水液缺乏型)干眼可选择补充水液;缺油型(蒸发过强型)干眼可选择补充油脂;轻度干眼可选用黏稠度较低的人工泪液,低频使用;中重度干眼可选择黏稠度较高的人工泪液,高频使用;需长期、高频使用人工泪液者,建议优先选择不含防腐剂的人工泪液;眼用凝胶、膏剂因在眼表面存留时间长,会造成暂时性视物模糊等不适,建议睡前使用。

科普小课堂

干眼患者是否需要长期使用人工泪液

干眼患者一般需要长期使用眼药水,特别是人工泪液。人工泪液就是人体自身泪液的替代品,当干眼症状严重时,可能需要联合应用多种眼药水和物理治疗。规律治疗一段时间后,患者的眼部不适逐渐缓解,人工泪液的使用频率可以逐渐减少。如果能去除干眼的诱因,甚至可以停止使用人工泪液。

抗炎类眼药水 / 膏

目前临床常用的治疗干眼的抗炎药包括糖皮质激素、非甾体抗炎药和免疫抑制剂等。

糖皮质激素 主要适用于眼部有炎症性反应的中重度干眼。

非甾体抗炎药 是非类固醇激素类抗炎药,具有外周镇痛及抗炎作用,抗炎作用低于糖皮质激素,适用于轻中度干眼的治疗,也可用于中重度干眼维持期的治疗。

免疫抑制剂　主要适用于伴眼部炎症性反应的中重度干眼,尤其适用于免疫性疾病相关性干眼。这类眼药水/膏具有一定的刺激性,可引起眼部烧灼感等不适。

小 提 示

使用糖皮质激素类眼药水/膏期间必须警惕药物引起的不良反应,定期复查,一旦出现眼压升高、视物模糊等不适,应立即停止用药。

修复眼表损伤类眼药水/膏

主要有以成纤维细胞生长因子、表皮生长因子、维生素 A 为主要成分的眼药水/膏,以及血清和小牛血去蛋白提取物等眼部制剂,可促进上皮增生、维护眼表微环境。

抗菌类眼药水/膏和口服药

蠕形螨等感染相关的睑缘炎可导致干眼,需要在医生的指导下使用抗菌药。

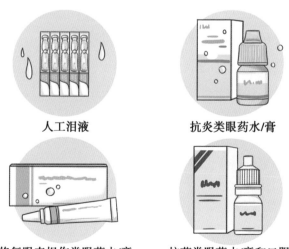

人工泪液　　　　　　　　　抗炎类眼药水/膏

修复眼表损伤类眼药水/膏　　抗菌类眼药水/膏和口服药

治疗干眼常用的眼药水/膏

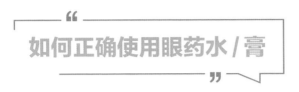

如何正确使用眼药水/膏

使用前应注意什么

首先，查看药瓶、药盒等有无破损；其次，确定眼药水/膏是否在有效期内；最后，确认瓶内是否有沉淀物或颜色异常。

小提示

若发现眼药水/膏变质、过期则不能使用，以免伤害眼睛。

如何正确使用眼药水/膏

1. 使用前应清洗双手。

2. 轻轻扒开下眼睑（最好用棉签），将眼药水滴进眼睑与白眼球之间的间隙，不要直接滴在黑眼球上。眼膏的用法同眼药水。如医生对于眼药水/膏的使用方法有特殊交代，请按医嘱处理。

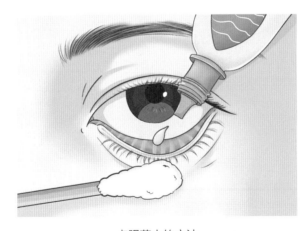

点眼药水的方法

3. 眼药水每次最好点1滴，点得过多会浪费，点眼后可轻轻闭眼休息几分钟，同时使用棉签轻按内眼角，减少眼药水流入鼻咽部。

4. 如需使用两种以上的眼药水/膏，建议间隔5~10分钟使用。

5. 根据眼药水 / 膏黏稠度不同, 建议使用先后顺序为眼药水—凝胶—眼膏。

6. 使用时瓶口距眼 1 厘米以上, 瓶口尽量不接触其他物品, 如睫毛、双手、纸巾等, 使用完毕应立即盖紧瓶盖, 防止眼药水 / 膏污染。

7. 眼药水 / 膏要专人专用, 避免交叉感染。

眼药水 / 膏开封后可以使用多久

很多人买了一瓶眼药水, 使用几次眼部不适缓解后就停用了, 过段时间眼睛又不舒服了就接着再用, 一瓶眼药水可能用上好几个月。这种做法是不正确的, 任何眼药水 / 膏都有保质期, 开瓶后保质期就会缩短, 开瓶时间过长, 细菌可能已经在眼药水 / 膏里繁殖, 滴到眼睛里容易引发感染。

通常建议眼药水 / 膏开瓶 28 天后就不要再继续使用了。特殊类型的眼药水, 如血清等, 保质期会更短。

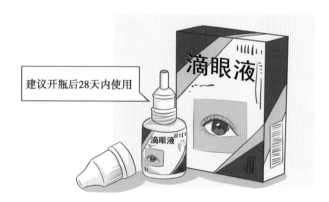

眼药水的保质期

小提示

如果在 1 个月内不能用完一瓶眼药水, 则建议购买小剂量单只包装的产品。

开药时需要让医生了解哪些情况

在就诊过程中,应当将一些重要的信息告诉医生,如现在正在使用的药物;是否曾对某种药物过敏或者有不寻常的反应;除干眼外,还有哪些疾病或其他特殊情况;过去曾使用过哪些药物来治疗干眼。

1.现在正在使用的药物

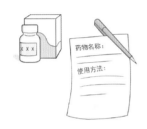

2.是否曾对某种药物过敏或者有不寻常的反应

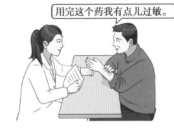

3.除了干眼外,是否还有其他疾病或特殊情况

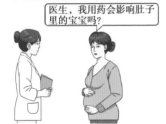

4.过去曾使用过哪些药物来治疗干眼

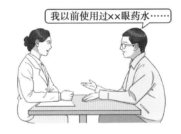

开药时需要让医生了解的情况

开药时需要向医生咨询哪些问题

使用药品的通用名称

药品一般都有通用名称和商品名称,我们需要记录自己所使用药品的通用名称。一种药品的通用名称仅有一个,但商品名称可因药品生产厂家

的不同而有很多。记录药品通用名称有助于在后续就诊时告诉医生自己的用药情况，避免重复开具不同商品名称的同一种药品，这样不仅会浪费钱财，更有可能耽误治疗。此外，患者应在使用药品前查阅药品说明书，认清药品的通用名称，从而避免重复用药。

科普小课堂

药品的通用名称和商品名称有什么区别

通用名称：简称"通用名"，即药品的法定名称，指同一种成分或相同配方组成的药品在中国境内的名称，也就是国家标准规定的药品名称。选购药品时一定要明确药品的通用名称。

商品名称：简称"商品名"，即药品生产厂家为了提高自己的品牌效应而为自己生产的药品取的名字，以便和其他厂家生产的同一种药品进行区别，故一个通用名称可以对应几个甚至几十个商品名称。

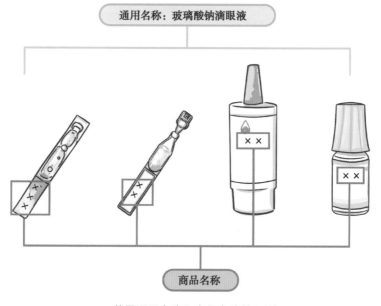

药品通用名称和商品名称的区别

使用药物的作用

患者应该了解医生建议其使用某种药物的原因以及药物对患者有什么帮助，如缓解干眼症状、修复损伤的眼睛……若患者已购买眼药水或正在使用眼药水，可以咨询医生自己已有的眼药水的作用，避免重复使用或造成医生重复开药。

药物如何使用以及需要使用多久

患者应该清楚药物的使用频次和使用量。例如，眼药水一天点几次、一次点几滴、不同眼药水之间间隔多久使用、应该何时使用每天一次的眼药水、忘记用药后应该怎么办……这些问题非常重要，一定要详细咨询并认真记录。

药物常见的不良反应有哪些

一些药物可能因个人差异在使用后会出现眼部不适，患者需要了解药物使用后是否会出现眼部不适，以及可能出现哪些眼部不适、相应的处理方法是什么，以便安全用药。此外，患者还需要咨询医生，若出现眼部不适，是应该立即停药，还是可以先观察一段时间。当然，医生不可能告诉患者所有可能发生的不良反应，但通常会讲到常见的和比较严重的不良反应，而患者则应该主动咨询自己关心的问题。

用药期间是否需要做检查

一些药物在治疗干眼的同时还可能引起眼压升高，如高浓度激素类眼药水，所以需要患者在使用过程中监测眼压。医生一般在开具此类药物时会告知患者需要注意的情况、特殊的检查要求，而患者则应该按照医生的要求规范使用药物、定期进行检查。

能要求医生开便宜的药吗

通常同一种药物可以有不同的生产厂家，不同厂家生产的药物因包装或浓度等原因定价并不相同。因此，如果患者有费用方面的考量，可以向医生咨询有没有同类别但价格更为便宜的药物。

是否可以从其他途径获取更多药物信息

医生可能没有那么多的时间来详细回答患者提出的所有关于药物的问题，即使医生很有耐心地回答了患者的问题，患者也很难记下那么多信息。因此，患者可以利用其他途径，如询问药剂师和护士、查阅药盒里的说明书等方式来了解所用药物的更多信息。

为什么要按照医嘱使用药物

如果患者不能遵医嘱规范使用药物，那么不管药物有多对症，依然不会产生预期的治疗效果。因此，患者一定要按照医生的要求定时、定量使用药物。

不规范使用药物的原因可能包括：忘记用药、缺乏明确的用药指示、药物用法复杂、担心药物的不良反应、药价高等。无论什么原因，如果患者在用药方面存在困难且不能自行解决，应该咨询医生。

科普小课堂

可能存在的用药问题

我应该如何用药？

我的药物用法是否过于复杂？

我用的药物是否有比较严重的不良反应？价格是否昂贵？

我的情况严重吗，是否必须用药？

以前用过的某种药物曾经让我感到不适，这次是否还要继续使用？如果需要再次使用，我应该如何处理用药引发的不适？

以前听说其他人使用这些药物后效果不好或者感觉不适，我会不会也出现类似情况？

这些药物会不会让我产生药物依赖？

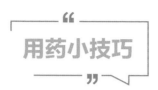

用药小技巧

如果经常忘记用药，可以使用以下一些小技巧。

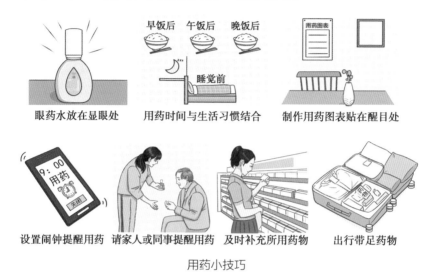

用药小技巧

如何正确使用或购买药物

除了医生所开的处方药外，患者还可能使用一些非处方药。如果是自行用药，应了解自己正在使用的是什么药物、为什么要用、药物的作用是什么以及如何正确使用等。

无论我们使用何种药物，均可遵循以下建议。

➤ 如果患者处于孕期或哺乳期，或正在使用多种药物，在自行用药前应向医生咨询。

➤ 使用前应仔细阅读药品说明书，若有疑问，在购买前应咨询医生或药剂师。

➤ 按需、按量使用。

➤ 如果同时使用其他药物，请谨慎使用。不同药物之间可能产生交互作用，可能互相抵消或加强药效，购买前应向医生或药剂师咨询。

➤ 最好选择只含一种有效成分的药物，若无必要不提倡使用复方药。

➤ 不要使用药瓶无标示或是标示不清的药物。

➤ 即使和他人症状相似，也不建议随意使用他人的药物。

➤ 应将药物存放在孩子无法拿取的地方，避免孩子误用。

第七章

干眼物理治疗

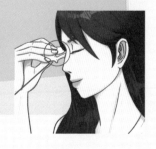

干眼治疗若要取得良好的效果，需要患者和医护人员共同努力。睑缘清洁、热敷和按摩等日常眼部护理可在家完成，只要学会这些居家治疗小技巧，就能随时随地缓解干眼。

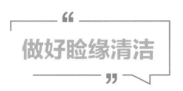

做好睑缘清洁

保持眼部干净、卫生是药物治疗有效的基础，若眼周部有较多"脏东西"，点眼时"脏东西"可能随眼药水进入眼睛，引起感染。所以，保证眼周部清洁是十分重要的！居家进行睑缘清洁的方法包括医用棉签清洁睑缘和清洁湿巾清洁睑缘。

使用医用棉签清洁睑缘

可用温开水、生理盐水和眼睑清洁液润湿棉签，之后轻轻地擦拭睑缘和睫毛根部，清洁过程中需要更换干净的棉签，清洁双眼上下睑缘，直至眼周部彻底干净。

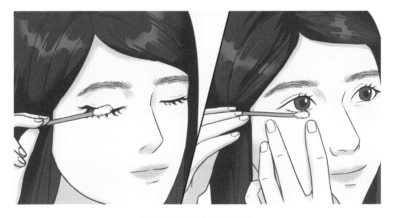

使用医用棉签清洁睑缘

小提示

用眼睑清洁液润湿棉签擦拭睑缘时，尽量避免清洁液进入眼内。如大量眼睑清洁液进入眼内，应立即以清水冲洗，并及时就诊。

使用清洁湿巾清洁睑缘

眼部湿巾多为一次性使用，目前市面上销售的眼部湿巾所含成分不尽相同，功能也不尽相同，最常见的是常规清洁湿巾。此外，还有一些含次氯酸、茶树油及其衍生物 4-松油醇等特殊成分的眼部专用湿巾，具有抗炎、抗菌、除螨作用，也可用来清洁睑缘，对睑缘微生物感染者效果更佳。

清洁湿巾的使用方法　将湿巾取出包裹在示指上，轻轻闭眼，由内眼角侧向外眼角侧，擦拭上下眼睑、睫毛根部、睑缘 3~5 次，每次约 15 秒。将湿巾翻转，用湿巾反面（干净面）重复上述步骤清洁对侧眼。在使用过程中请勿睁眼，避免液体进入眼内。

小提示

若湿巾所含液体过多，可先去掉一部分液体再进行擦拭，避免过多的液体进入眼内引起不适。

含茶树油湿巾的使用方法　使用清水或洁面乳清洁面部、眼周和睫毛根部。将湿巾分别贴于双眼，覆盖睑缘和睫毛根部约 10 分钟。结束后用湿巾轻擦睑缘、睫毛根部和眼周，擦拭方法与常规清洁湿巾的使用方法一样。在使用过程中请勿睁眼，避免液体进入眼内。

含次氯酸湿巾的使用方法　同常规清洁湿巾。

小提示

市面上销售的清洁湿巾种类较多，可在医生的指导下选择合适的类型，并按说明书合理使用。

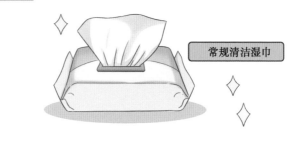

常规清洁湿巾

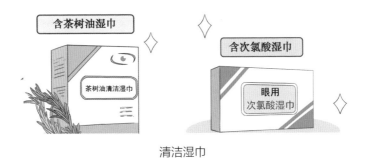

清洁湿巾

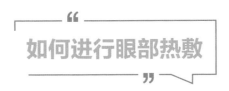

为什么要热敷

热敷是通过局部加热(温度达到 40℃)融化凝固的脂质,从而促进油脂排出,有助于堵塞的睑板腺开口重新开放,主要适用于睑板腺功能障碍及缺油型(蒸发过强型)干眼者。

小提示

40℃是眼睑结膜和腺体的温度,而不是治疗设备接触表面的温度或眼睑外部皮肤的温度。

多长时间做一次热敷

轻度干眼患者建议每天热敷 1~2 次,连续 1 个月;之后改为隔日 1 次,连续 1 个月,可改善其症状。中重度干眼患者具体疗程按病情严重程度而定。

热敷的方式有哪些

热毛巾、一次性蒸汽热敷眼罩、家庭版水蒸气加热仪等均可热敷眼部。一般每次持续 5~10 分钟,温度维持在 40℃ 左右。

热毛巾 热毛巾加热眼睑是最简单的居家热敷方法。热敷时需保证热敷温度在一个有效的范围内,温度过低(低于40℃)可能治疗效果不佳,温度过高(高于45℃)又会造成皮肤烫伤。

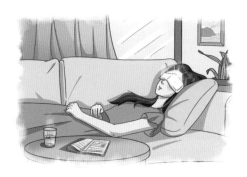

热毛巾热敷

一次性蒸汽热敷眼罩 一次性蒸汽热敷眼罩可视为热毛巾热敷的升级,为一次性使用,比毛巾更卫生,且方便携带,在温度和发热时间的控制上也更安全可靠。

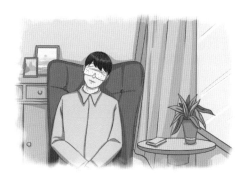

蒸汽热敷眼罩

然而,一次性蒸汽热敷眼罩并非适用于所有人群,部分眼部皮肤较为敏感者在使用一次性蒸汽热敷眼罩后可能出现眼部红肿、发痒的现象,建议慎用。此外,眼部有急性炎症、急性创伤、皮肤破损、高热患者禁用;有慢性炎症病史,则应警惕加重原有疾病;皮肤感觉障碍、过敏体质、糖尿病患者以及小儿应慎用,以防烫伤。有其他眼部疾病的患者需要在医生的指导下使用。

家庭版水蒸气加热仪 家庭版水蒸气加热仪可以作为干眼患者居家治

疗的一种选择,市面上家庭版水蒸气加热仪的种类较多,患者可根据需要自行选择相对安全的产品,并按说明书合理使用。

小提示

热敷可以有效治疗睑板腺功能障碍,但有可能出现短暂的视物模糊。

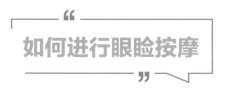

如何进行眼睑按摩

居家常用的眼睑按摩方法包括手指按摩和眼睑按摩器按摩。

手指按摩眼睑

第1步:剪好指甲,洗净双手,热敷眼睛。

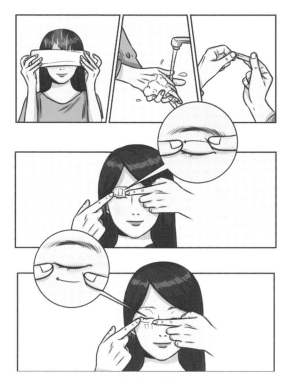

手指按摩眼睑

第2步：轻闭双眼，一手向外牵拉外眼角，使上眼睑绷紧。

第3步：用另一只手的示指沿睑板腺走行方向，上眼睑由上向下按摩，自内眼角到外眼角，轻柔按压上眼睑，注意不要压迫眼球。

第4步：以同样的方法拉伸外眼角，使下眼睑绷紧，用示指沿睑板腺走行方向，下眼睑由下向上按摩，自内眼角到外眼角，轻柔按压下眼睑，注意不要压迫眼球。

小提示

手指按摩眼睑时注意不要太用力，以免伤害眼睛。每次按摩3~5分钟，每日2次，连续1个月，患者应长期坚持方可达到良好的治疗效果。

眼睑按摩器按摩眼睑

第1步：清洗眼睑按摩器。

第2步：热敷眼睛，清洁眼部分泌物。

第3步：闭上眼睛，将眼睑按摩器置于眼睑上，垂直眼睑，轻轻挤压做眼睑按摩，重复挤压5~10次。

第4步：以同样的方法按摩对侧眼睑。

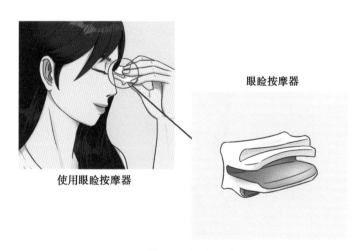

使用眼睑按摩器

眼睑按摩器

眼睑按摩器按摩眼睑

小 提 示

使用眼睑按摩器按摩眼睑前要注意取下隐形眼镜；按摩不要太用力，以免伤害眼球。建议每天至少使用 1 次，并重复挤压5~10 次。

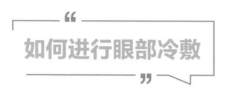

如何进行眼部冷敷

冷敷属于低温疗法的一种，冷敷眼睑可降低眼睑局部温度，激活眼表面的一种冷受体，促进泪液分泌，增加眨眼次数，改善眼部不适。冷敷时间不宜太长，一般建议以 5~10 分钟为宜。建议购买市面上已有的眼部冷敷贴进行冷敷。

小 提 示

是否需要居家冷敷应听从医生的建议。冷敷前取下隐形眼镜。眼部周围有损伤或肿胀者、皮肤过敏者、孕妇禁用。注意观察冷敷时皮肤的情况，如果皮肤转为苍白，需要立即停止冷敷，避免造成冻伤。

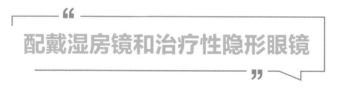

配戴湿房镜和治疗性隐形眼镜

湿房镜

什么是湿房镜　湿房镜又叫保湿护目镜，是一种功能性眼镜，与普通眼镜的区别主要是多了一个可拆卸的密封眼杯圈和隐藏在镜框两侧的带蒸发孔装置的储水盒，储水盒内置海绵，可加入纯净水、湿房专用水或托玛琳红外冷热体，水蒸气通过蒸发孔蒸发出来，使眼周空气湿度增高，让眼睛处于一种较湿润的环境中。

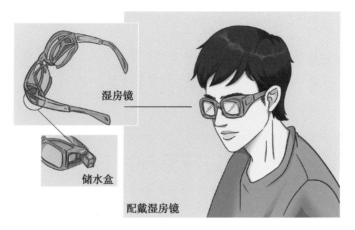

湿房镜
储水盒
配戴湿房镜

湿房镜

湿房镜有哪些作用　提供密闭空间，减少泪液蒸发，从而保存泪液、改善泪膜；隔绝风沙、粉尘、紫外线、过敏原等外界环境刺激，保护眼睛。

哪些人适合配戴湿房镜　各类型干眼患者，尤其是缺油型（蒸发过强型）干眼患者；视频终端综合征人群；因甲状腺功能异常而导致的突眼患者；暴露性角膜炎患者；翼状胬肉术后患者。

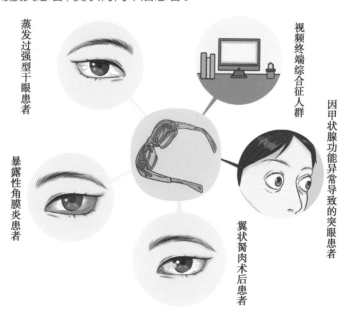

湿房镜的适用人群

配戴湿房镜期间有哪些注意事项　应该严格按照湿房镜使用规范使用。放置湿房镜时,镜脚交互叠好,并存放于湿房眼镜盒内,避免镜片的正面与桌面直接接触而划伤镜片。湿房镜应该存放于阴凉、避光及干燥处。湿房镜沾染灰尘、汗水、油脂等污渍时,先用清水清洗或用专用的眼镜清洁液清洗,再用专用的镜布轻轻擦拭,以防磨损镜片。湿房镜镜片起雾时可用防雾布擦拭。每天使用湿房镜后,应及时擦去鼻托及眼杯圈上的污渍,以延长湿房镜的使用寿命。

治疗性隐形眼镜

目前可用于治疗干眼的隐形眼镜有治疗性软性隐形眼镜和硬性透气性巩膜镜,主要作用是保护角膜并改善角膜的干燥感。

治疗性软性隐形眼镜　又称绷带镜,直接配戴在角膜表面,可保护伤口免受眼睑的摩擦,促进伤口愈合,并减轻眼部疼痛等不适症状,为角膜损伤患者及部分眼部手术患者术后恢复提供辅助治疗,还可用来治疗干眼。

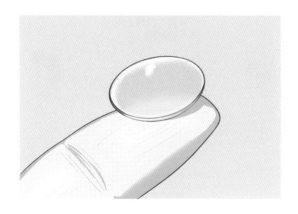

治疗性软性隐形眼镜

治疗性软性隐形眼镜和普通隐形眼镜有什么区别: 治疗性软性隐形眼镜外观看起来和普通隐形眼镜没有什么区别,普通隐形眼镜一般用来矫正视力,但治疗性软性隐形眼镜没有度数,没有矫正视力的功能;治疗性软性隐形眼镜需要患者长时间连续且过夜配戴,因此材质远优于普通隐形眼镜,具有透氧性高、抗沉淀性能好、配戴舒适等特点。

配戴治疗性软性隐形眼镜期间有哪些注意事项：可在配戴之前先点人工泪液，或者将治疗性软性隐形眼镜镜片浸泡于人工泪液后配戴。禁止使用含明显颜色的眼药水和油性眼膏类制剂，同时尽可能使用无防腐剂或含弱毒性防腐剂的眼药水，以免防腐剂聚集加重角膜损伤。同一镜片连续过夜配戴最长不超过 21 天。戴镜过程中应定期复诊，如出现眼部不适，应立即就诊。戴镜期间避免揉眼，若镜片脱落，须严格清洁消毒后才能再次配戴，或更换新镜片。戴镜期间避免游泳，眼部避免接触污水。无法或不愿遵从医嘱复查者不能配戴治疗性软性隐形眼镜。对治疗性软性隐形眼镜及其护理液成分过敏者不能配戴。

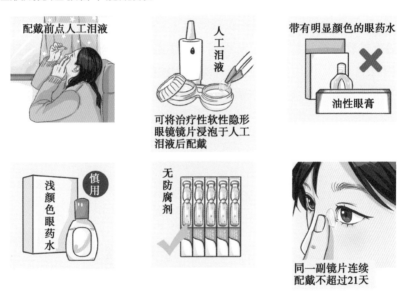

治疗性软性隐形眼镜的使用注意事项

硬性透气性巩膜镜　简称巩膜镜，具有改善视力、保护眼表组织和美容的作用，长期配戴可减轻干眼患者的眼部症状、提供有效的眼表保护并改善患者的视力。硬性透气性巩膜镜需要根据患者的实际情况验配及定制，价格相对昂贵。

硬性透气性巩膜镜如何治疗干眼：通过特殊的设计，硬性透气性巩膜镜的镜片与角膜之间存在空间，可长时间储存液体，这样不仅可以湿润眼表，还可以防止睑缘对角膜的机械性损伤，同时还能达到矫正角膜不规则散光的目的。

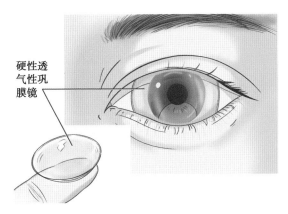

硬性透气性巩膜镜

硬性透气性巩膜镜

配戴硬性透气性巩膜镜期间有哪些注意事项：硬性透气性巩膜镜只是一种辅助治疗，并不能取代其他治疗方式，在配戴时可能需要同时使用框架眼镜以获得最佳视力。有严重眼表疾病的患者，可能还需要与湿房镜配合使用。若有严重的睑板腺功能障碍，必须在配戴硬性透气性巩膜镜前进行治疗，以免过多的脂质沉淀在镜片表面，对视力和舒适度造成影响。若泪液量少，需要在配镜期间使用润眼液保持镜片表面湿润。硬性透气性巩膜镜的价格要比一般隐形眼镜昂贵很多，验配过程相对复杂，需要适配的过程，摘戴也比一般隐形眼镜更复杂，可能需要较长时间的练习，且需要经常复查。在配戴过程中若镜下出现气泡，气泡很难自行排出，必须摘掉镜片重新配戴。如在戴镜过程中突感眼痛、眼红或其他不适症状，应停戴并及时就诊。

除了上述介绍的居家物理治疗外，还有一些物理治疗是需要在医院由专业医护人员进行的，如睑缘深度清洁、干眼综合治疗（超声雾化熏蒸、睑板腺按摩、冷敷）、强脉冲光（IPL）治疗、热脉动（LipiFlow）治疗、泪道栓塞治疗等。相信每位干眼患者都能找到适合自己的治疗方法，且多种治疗方法联合较单一方法治疗效果更佳。

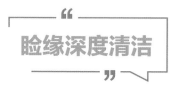

睑缘深度清洁

日常生活中我们每天都在洗脸，但是睫毛根部的睑缘清洁往往容易被忽略。睑缘常会附着灰尘、油脂、鳞屑、痂皮和残留的化妆品等，容易引起细菌、蠕形螨等微生物感染和炎症。很多人没有意识到睑缘清洁的重要性，是因为没了解到睑缘究竟有多"脏"。

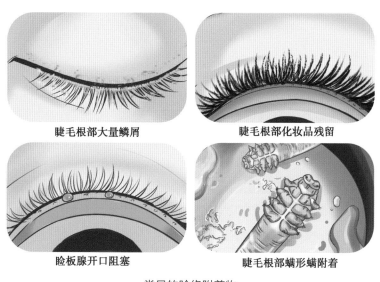

睫毛根部大量鳞屑　　　　　　睫毛根部化妆品残留

睑板腺开口阻塞　　　　　　睫毛根部蠕形螨附着

常见的睑缘附着物

什么是睑缘深度清洁

睑缘深度清洁是借助睑缘深度清洁仪完成的。睑缘深度清洁仪是由电动手柄和一次性清洁刷头构成的一种电动装置，通过电动刷头与睑缘、睫毛根部的反复摩擦，可安全、有效、简便地清除睑缘附着物等。

睑缘深度清洁需要在正规医疗机构由专业医护人员完成。在治疗时患者须按照医护人员的要求配合，以防损伤眼睛。一般每2周1次，也可由医护人员根据病情严重程度来决定清洁频率。

睑缘深度清洁的作用

预防：帮助部分人群(如眼部经常使用化妆品、长期处于空气或环境污染中)改善眼表卫生,避免微生物感染。

治疗：可清除睑缘及睫毛根部的细菌、鳞屑、油脂等,改善睑缘的微环境,使治疗睑缘相关疾病的药物更好地发挥作用。

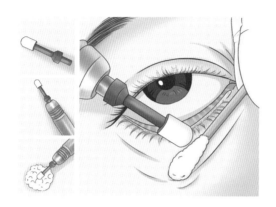

睑缘深度清洁

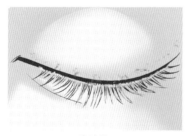 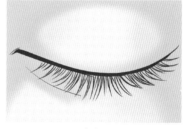

清洁前　　　　　　　　　　　清洁后

清洁后较清洁前睫毛根部的分泌物明显减少

小提示

干眼综合治疗包括超声雾化熏蒸、睑板腺按摩和冷敷,通过"加热 – 按摩 – 冷敷"三个步骤发挥综合作用,加热促进油脂融化;按摩疏通堵塞的睑板腺;冷敷促进泪液分泌。

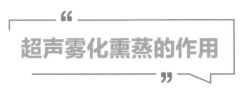

超声雾化熏蒸的作用

湿润眼睛

将药液置入超声雾化仪的容器中，再加入预定比例的纯净水，通过超声波的作用使药液雾化形成气体分子，散布于眼罩中，帮助眼睛更好地与药液接触，湿润眼睛。

加热作用

部分超声雾化熏蒸仪具有加热功能，在使药液形成喷雾的同时进行加热，可在一定程度上加热睑板腺，促进油脂融化，有助于缓解睑板腺开口阻塞。

氧疗作用

一些超声雾化仪与制氧机一同使用，氧气输入可加速眼部新陈代谢，改善眼组织低氧状态和血液循环，缓解干眼和视疲劳，增进疗效。

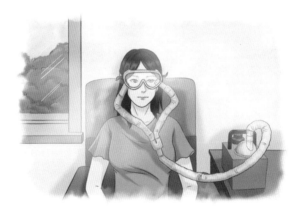

超声雾化熏蒸

小提示

在超声雾化熏蒸过程中，若眼睛有过敏、充血、发痒等不适，应立即停止熏蒸。

" 睑板腺按摩的作用 "

通过机械性按压,疏通堵塞的睑板腺,促进油脂排出,缓解干眼。推荐在超声雾化熏蒸或热敷后进行睑板腺按摩,此时固态或固－液混合态的油脂在一定程度上融化成液态,在外力的按压下,堵塞的油脂更容易排出,比单纯的睑板腺按摩疗效更佳。

在医院由医护人员进行的睑板腺按摩力度会比自行在家按摩力度大,清洁更彻底,治疗效果较居家按摩更佳。医院常见的睑板腺按摩方法有玻璃棒法、睑板腺镊法。

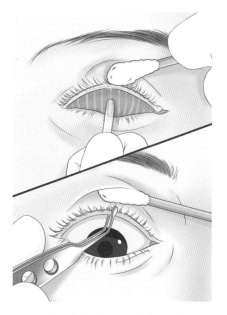

玻璃棒／睑板腺镊按摩眼睑

科普小课堂

患者需要了解的在医院进行睑板腺按摩的知识

1. 按压过程中切勿随意转动眼球,以防划伤眼睛。

2. 若眼部有感染或外伤,不宜进行睑板腺按摩,以免加重病情。

3. 按摩前应卸妆,配戴隐形眼镜者应取下隐形眼镜。

4. 按摩结束后,部分患者有眼部不适感,1~2 天内会消失,如有其他症状或不适,应及时告知医护人员。

5. 在医院可单独做睑板腺按摩治疗,不过在雾化熏蒸或热敷之后行睑板腺按摩较单独按摩疗效更佳。

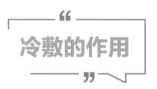

冷敷的作用

冷敷可降低眼睑皮肤温度,缓解睑板腺按摩引起的不适感,同时可提高基础泪液分泌,进一步改善干眼症状。在医院常使用的是冷敷眼贴,可在按摩结束后冷敷眼部 10 分钟,在提高泪液分泌的同时使眼部更舒适。

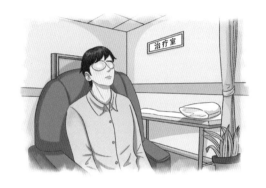

冷敷

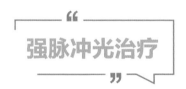

强脉冲光治疗

强脉冲光,俗称"光子嫩肤",在皮肤美容领域占有十分重要的地位,可广泛治疗各种皮肤病,如痘痘、痘印、雀斑、毛细血管扩张症等。

2002 年 Toyos 等人发现经强脉冲光治疗的酒渣鼻患者的干眼症状显著改善,自此打开了强脉冲光在眼科应用的大门。强脉冲光治疗可显著改善睑板腺功能障碍及相关干眼患者的眼部不适感。

强脉冲光是一种安全、有效、无创、新型的治疗方式,随着强脉冲光技术的不断升级和相关研究的逐步深入,强脉冲光在眼部疾病的治疗领域不断拓展,已不仅局限于睑板腺功能障碍及其相关干眼的治疗,还拓展到睑缘炎、睑板腺囊肿、部分角结膜病变等疾病的治疗中。

强脉冲光是什么

强脉冲光(intense pulsed light, IPL)是一种以脉冲方式发射的高强度非激光光源,有多色性、非相干性和非平行性,其光源是惰性气体(通常为氙气)闪光灯,发射的强光经过聚光和初步过滤形成的 IPL 波长一般在500~1 200纳米,可作用于皮肤组织,产生光热和光化学作用。

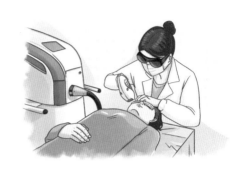

强脉冲光治疗

强脉冲光和激光有什么区别

激光是一种受激发后释放大能量的窄谱光,不同的波长有特殊的靶基,如在医学美容中治疗色斑的波长和治疗痤疮的波长是不一样的,其特征是窄谱、高能。

强脉冲光是以一种强度很高的光源经过聚焦和滤过后形成的宽谱光,通过不同的滤光片来解决相应的眼部问题,如治疗干眼常用的滤光片波长是590纳米,其特征为宽谱、多效。

哪些人不能进行强脉冲光治疗

光敏性皮肤及患有与光敏相关疾病者;治疗区域皮损为癌前病变或恶性肿瘤者;治疗部位有感染者;治疗区域有开放性伤口者;治疗期望值过高的患者,以上人群都不能进行强脉冲光治疗。

此外,还有部分人群不建议进行强脉冲光治疗:口服维 A 酸类药物者;近2周内有日光暴晒史,强脉冲光治疗后还会直接与日光频繁接触者;妊娠期或哺乳期女性;瘢痕体质者;免疫力低下或正在服用糖皮质激素类药物、免疫抑制剂者;凝血功能障碍者;有精神疾病或精神障碍不能配合者;有其他严重系统性疾病者。

强脉冲光治疗干眼需要多久做一次

强脉冲光治疗干眼可以持续进行，建议每 2~4 周进行一次治疗，一个疗程可以做 3~4 次，单次疗程通常为 2~4 个月，也可根据治疗情况延长疗程，巩固治疗效果。

强脉冲光治疗后有哪些注意事项

治疗结束后 48 小时内面部避免接触热水（如桑拿、汗蒸、热水浴等），不得搓擦、搔抓，不要化妆；注意面部保湿，可敷保湿面膜；3 周内注意面部防晒，建议外出戴帽子、口罩等，以防出现面部色素沉着；规律作息，平时用眼时间不宜过长，每用眼半小时至 1 小时可休息 10~15 分钟。

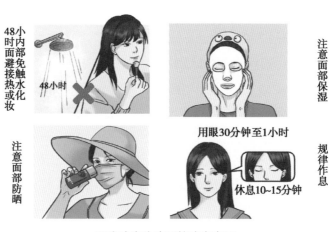

强脉冲光治疗后的注意事项

科普小课堂

做了一次强脉冲光治疗，感觉没什么效果，还要继续吗

通常应该按疗程治疗，一个疗程最少 3 次，若一次治疗后感觉效果不明显，建议做完一个疗程再观察效果，因为有些人可能对强脉冲光较敏感，一次治疗就感到效果明显，还有一些人对强脉冲光不太敏感，可能需要 2 次甚至 3 次治疗才有效果。

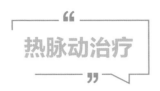

热脉动治疗

睑板腺热脉动(LipiFlow)治疗仪是一种电动热脉冲设备,主要用来治疗睑板腺功能障碍。

热脉动治疗的优势是什么

热脉动治疗可在加热眼睑的同时进行按摩。

加热作用 热脉动治疗可对上、下眼睑结膜面进行加热,当治疗头温度达到42.5℃时开始恒温加热睑板腺,治疗头的独特设计可以保证治疗的安全性。

按摩作用 按摩杯位于眼睑皮肤面,在加热的同时从眼睑皮肤面对睑板腺进行脉冲式按摩,促使熔解的油脂充分排出,较好地疏通堵塞的睑板腺,以维持正常的睑板腺功能,缓解干眼症状。

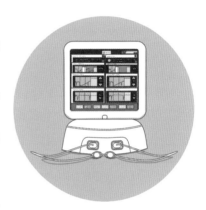

热脉动治疗仪

热脉动治疗适合哪些人群

每天长时间使用手机及电脑的年轻人;有干眼症状且有睑板腺功能障碍的人,尤其是老年人;长期配戴隐形眼镜,睑缘部位化妆清洁不到位或文眼线对睑板腺功能造成影响的爱美人士;存留一定数量的、有功能的睑板腺的干眼患者。

哪些人不能做热脉动治疗

有眼部及周围皮肤疾病者;近3个月内有眼部手术史或外伤史者。除此之外,具体情况需要在医生评估后决定。

热脉动治疗前后有哪些注意事项

治疗当日勿使用眼霜等眼部化妆品;治疗前24小时内停戴隐形眼镜;植入过泪点塞的患者治疗前应由医护人员进行评估;治疗后出现眼睛微红

和湿润感，一般 4 小时后会得到改善；治疗后 3~7 天有些人会感到眼睛较干涩，这是由于在治疗过程中堵塞睑板腺的油脂排出，睑板腺需要一定时间重新分泌健康的油脂；居家时可进行综合治疗、家庭护理，必要时遵医嘱使用药物。

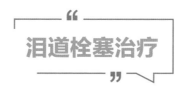

泪道栓塞治疗

泪液产生后排到结膜囊，经眨眼后分布于眼球表面，并向内眼角汇集于泪湖，再通过泪点、泪小管的虹吸作用进入泪道。泪道是泪液流出的通道，包括泪点、泪小管、泪囊和鼻泪管。

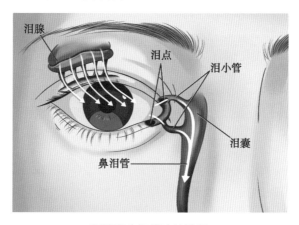

泪液产生和排出的途径

什么是泪道栓塞治疗

泪道栓塞治疗就是在泪液排出的管道里放置一个阻碍泪液流动的物质，从而减少或完全阻止泪液向泪道排出，增加泪液在眼表的停留时间，进而缓解干眼。

泪点塞和泪小管栓有什么区别

泪道栓塞治疗较为常见的方式是植入泪点塞和泪小管栓。泪点塞通常被植入至泪点开口处,有软性硅胶泪点塞和硬性硅胶泪点塞两种。泪小管栓通常被植入至泪小管的更深处,根据材质不同可分为可降解型(临时性)和不可降解型(永久性)。可降解型泪小管栓在一定时间(数天至数月)内会自动降解,以胶原为主要成分的泪小管栓通常会在 7~14 天内降解,是最常用的可降解型泪小管栓;不可降解型泪小管栓一次植入后如果没有不良反应,可永久使用。

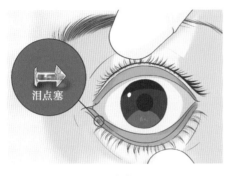

泪点塞

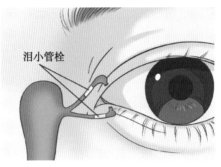

泪小管栓

泪道栓塞治疗后有哪些注意事项

尽量避免用力揉眼、擤鼻涕等动作;泪小管栓治疗后避免行泪道冲洗,以免冲走泪小管栓;泪点塞植入后,若行睑板腺按摩,应告知医护人员避开泪点塞植入处。植入泪点塞后,经过医生评估后可以进行强脉冲光治疗。

科普小课堂

症状严重的干眼患者可以选择手术治疗吗

一些经过药物治疗、物理治疗而疗效不佳且病情严重的干眼患者可以考虑手术治疗。

目前干眼手术治疗方法包括睑板腺腺管探通术、羊膜相关手术、睑缘缝合术、结膜松弛矫正术、泪点和泪小管相关手术、腺体移植术和角膜缘干细胞移植术等。是否需要手术、手术方式的选择均需要医生根据患者病情的严重程度决定。

测一测

我是一名合格的干眼自我管理者吗

通过阅读本书，相信您对干眼有了一定程度的了解，回答以下问题，看看自己是不是一名合格的干眼自我管理者吧。

序号	问题	选项		
1	是否了解干眼是什么		□否	□是
2	是否了解自己患有干眼	□未测试	□已测试(□不严重	□严重)
3	是否接受自己患干眼的事实		□否	□是
4	是否学会了与家人、朋友沟通的小技巧		□否	□是
5	是否学会了与医护人员沟通的小技巧		□否	□是
6	是否学会了寻找医疗信息的方法		□否	□是
7	是否了解干眼的严重程度		□否	□是
8	是否了解干眼的治疗原则		□否	□是
9	是否了解干眼的防治方法		□否	□是
10	能否作出明智的健康决定		□否	□能
11	是否长时间使用视频显示终端		□否	□是
12	能否正常且有效地眨眼		□否	□能
13	能否经常进行户外运动		□否	□能
14	睡眠是否正常		□否	□是
15	能否减少烟雾刺激		□否	□能
16	能否合理配戴隐形眼镜		□否	□能
17	能否减少化眼妆		□否	□能
18	是否进行过医疗美容项目		□否	□是

续表

序号	问题	选项	
19	是否生活在空气良好的环境中	□否	□是
20	能否预防紫外线和蓝光污染	□否	□能
21	能否养成健康的饮食习惯	□否	□能
22	能否适度吹空调、开暖气	□否	□能
23	是否生活在高海拔地区	□否	□是
24	眼部疾病因素是否已改善	□否	□是
25	眼部手术相关因素是否已改善	□否	□是
26	全身疾病因素是否已改善	□否	□是
27	药物相关因素是否已改善	□否	□是
28	是否了解干眼的年龄因素	□否	□是
29	是否了解干眼的性别因素	□否	□是
30	是否了解干眼的种族因素	□否	□是
31	是否了解治疗干眼的眼药水/膏的使用方法	□否	□是
32	能否正确使用眼药水/膏	□否	□能
33	是否了解开药时需要让医生了解的事	□否	□是
34	是否了解开药时需要向医生咨询的事	□否	□是
35	能否按照医生要求使用眼药水/膏和口服药	□否	□能
36	是否了解用药小技巧	□否	□是
37	能否正确使用或购买药物	□否	□能
38	能否做好眼部清洁	□否	□能
39	能否热敷眼部	□否	□能
40	能否按摩眼睛	□否	□能
41	能否冷敷眼部	□否	□能
42	能否配戴湿房镜和接触镜	□否	□能

续表

序号	问题	选项	
43	是否了解睑缘深度清洁	☐否	☐是
44	是否了解超声雾化熏蒸、睑板腺按摩、冷敷	☐否	☐是
45	是否了解强脉冲光治疗	☐否	☐是
46	是否了解热脉动（LipiFlow）治疗	☐否	☐是
47	是否了解泪道栓塞治疗	☐否	☐是

注：在上述问题的答案中，如果您填写的"是""能"或未超过 2/3，那么希望您继续认真学习干眼的自我管理知识，争取做一名合格的干眼自我管理者。

如果您填写的"是""能"超过 2/3，那么恭喜您，您已经基本成为一名合格的干眼自我管理者。

希望本书的每位读者都能成为一名合格的干眼自我管理者，拥有明亮的双眸，拥抱幸福的生活！